守护健康

学会吃！快速调理
糖尿病

胡维勤 ◎主编

黑龙江科学技术出版社
HEILONGJIANG SCIENCE AND TECHNOLOGY PRESS

图书在版编目（ＣＩＰ）数据

学会吃！快速调理糖尿病 / 胡维勤主编. -- 哈尔滨：
黑龙江科学技术出版社，2018.1
　（守护健康）
　ISBN 978-7-5388-9438-7

　Ⅰ. ①学… Ⅱ. ①胡… Ⅲ. ①糖尿病－食物疗法
Ⅳ. ①R247.1

中国版本图书馆CIP数据核字(2017)第304462号

学 会 吃 ！ 快 速 调 理 糖 尿 病
XUE HUI CHI ！KUAISU TIAOLI TANGNIAOBING

主　　编　胡维勤
责任编辑　项力福
摄影摄像　深圳市金版文化发展股份有限公司
策划编辑　深圳市金版文化发展股份有限公司
封面设计　深圳市金版文化发展股份有限公司
出　　版　黑龙江科学技术出版社
　　　　　地址：哈尔滨市南岗区公安街70-2号　邮编：150007
　　　　　电话：（0451）53642106　传真：（0451）53642143
　　　　　网址：www.lkcbs.cn
发　　行　全国新华书店
印　　刷　深圳市雅佳图印刷有限公司
开　　本　685 mm×920 mm　1/16
印　　张　13
字　　数　200千字
版　　次　2018年1月第1版
印　　次　2018年1月第1次印刷
书　　号　ISBN 978-7-5388-9438-7
定　　价　39.80元

目录 CONTENTS

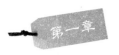 第一章　降糖第一关 患者需对
糖尿病的饮食全方位了解

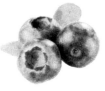

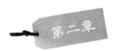 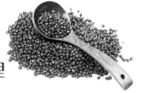

第二章　降糖第二关　降糖食材
正确饮食有助于糖尿病调理

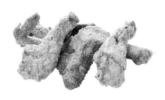

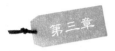 **第三章**

降糖第三关
牢记降糖忌吃的食物

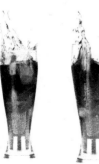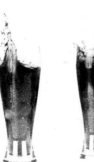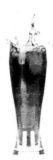

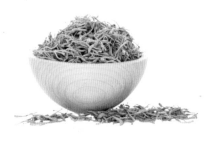

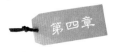 第四章

降糖第四关稳定血糖的中药材及食疗药膳

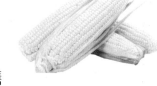

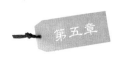 第五章

降糖第五关熟知降低血糖的中药材及药膳

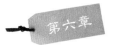

降糖第六关
专家连线，解答糖尿病患者的疑问

第六章

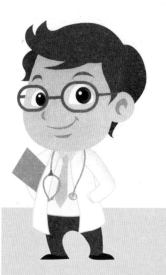

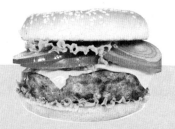

第一章

降糖第一关患者需对
糖尿病的饮食全方位了解

现代医学证明，正常人在饮食后随着血糖的升高，胰岛素的分泌量也会增多，使血糖下降并维持在正常范围，因此不会患上糖尿病。糖尿病患者由于胰岛功能减退，胰岛素分泌绝对或相对不足，胰岛素不能在饮食后随血糖升高而增加，不能起到降血糖作用或降血糖作用弱。糖尿病患者若不适当控制饮食，甚至过度饮食，就会使血糖升得过高，并且会对本来就分泌不足的胰岛组织产生不利影响，使胰岛功能更差，胰岛素的分泌更少，从而使病情恶化。掌握正确的饮食方法是各类型糖尿病的治疗基础。各种类型的糖尿病，不论病情轻重或有无并发症，是否用胰岛素或口服降糖药治疗，都应该长期坚持饮食控制。对肥胖的非胰岛素依赖（2型）糖尿病患者或老年患者，可以把饮食疗法作为主要的治疗方法，适当地配合口服降糖药，就能达到有效控制病情的目的；对胰岛素依赖型（1型）糖尿病及重症病例，应在胰岛素等药物治疗的基础上，控制饮食，才能使血糖得到有效控制并防止病情的恶化。本章将介绍食物交换份法和制定食谱的5个步骤，让您从此告别糖尿病的单一饮食。掌握好糖尿病的44个饮食小窍门以及特殊人群的饮食安排，即能轻轻松松地吃出营养和健康。

食物交换份法，想吃什么就吃什么

◎糖尿病患者想让自己的饮食丰富多彩，首要前提是了解并掌握食物的交换份法，对食物进行自由交换。

谁说糖尿病患者的饮食是单一的？只要善用食物交换份法，就既能控制热量摄取量，又能保证摄取足够而均衡的营养，除了忌吃的食物之外，想吃啥就吃啥！那么，什么是食品交换份呢？

食品交换份就是将食物分成谷类、蔬菜类、水果类、肉类等不同种类，然后确定一个交换单位，这个交换单位包含的热量大约是377千焦，计算出各类食物在这个交换单位内的大致重量，然后以此作为依据，就可以在糖尿病患者每天应该摄入的总热量范围内自由交换了。

一个交换单位内的各类食物		
谷类	每份 25 克	热量约 377 千焦
奶类	每份 160 克	热量约 377 千焦
肉类	每份 50 克	热量约 377 千焦
蛋类	每份 60 克（1 个中等大小的鸡蛋）	热量约 377 千焦
油脂类	每份 10 克	热量约 377 千焦
蔬菜类	每份 500 克	热量约 377 千焦
水果类	每份 200 克	热量约 377 千焦
干豆类	每份 25 克	热量约 377 千焦

需要注意的是，上面这份表是相当粗略的，只涵盖了某一类食物中的大多数情况，只适用于不可得知某种食物的具体交换时，作为大致参考。事实上，即便同一大类中不同的食物所含热量也是有差异的，比如蔬菜类中叶类菜和大多数瓜类

菜、果类菜一交换单位大约是500克，而根茎类菜则因为热量值更高，一交换单位的重量要远低于500克。若想饮食更合理，应该考虑到同类食物的等值（热量值）交换，请参见下面同类食物间的等值交换数据。

谷类食物等值交换表（含热量约 377 千焦）			
食品	重量	食品	重量
各类米	25 克	各类面粉	25 克
油炸面点	25 克	非油炸面点	35 克
鲜玉米棒	200 克	湿粉皮	150 克
各种挂面	25 克	饼干	25 克

豆类食物等值交换表（含热量约 377 千焦）			
食品	重量	食品	重量
大豆	25 克	腐竹	20 克
豆浆	400 克	豆腐丝	50 克
北豆腐	100 克	南豆腐	150 克
青豆、黑豆	25 克	豌豆、菜豆、绿豆	40 克
赤豆	29 克	素什锦	52 克

蔬菜类食物等值交换表（含热量约 377 千焦）			
食品	重量	食品	重量
各类叶菜	500 克	冬瓜、苦瓜	500 克
南瓜、花椰菜	350 克	山药、藕	150 克
茭白、冬笋	400 克	百合、芋头	100 克
绿豆芽、鲜蘑菇	500 克	胡萝卜	200 克
白萝卜、柿子椒	400 克	毛豆	70 克
魔芋	35 克	马铃薯	100 克

奶类食物等值交换表（含热量约 377 千焦）			
食品	重量	食品	重量
牛奶	160 克	羊奶	160 克
奶粉	20 克	脱脂奶粉	25 克
无糖酸奶	130 克	奶酪	25 克

蛋类食物等值交换表（含热量约 377 千焦）			
食品	重量 / 克	食品	重量 / 克
带壳鹌鹑蛋	150	带壳鹅蛋	46
带壳鸡蛋	60	带壳鸭蛋	60

油脂类食物等值交换表（含热量约 377 千焦）			
食品	重量 / 克	食品	重量 / 克
花生油	10	玉米油	10
大豆油	10	黄油	10
葵花子	25	西瓜子	40
核桃、杏仁	25	花生米	25

水果类食物等值交换表（含热量约 377 千焦）			
食品	重量/克	食品	重量/克
梨、桃、苹果	200	柿子、香蕉	150
西瓜	500	草莓	300
葡萄	200	李子、杏	200
猕猴桃	200	柑橘类	200

肉类、水产类食物等值交换表（含热量约 377 千焦）			
食品	重量 / 克	食品	重量 / 克
兔肉	100	刀鱼	100
鸡肉	50	鸭肉	50
瘦猪肉	50	肥瘦猪肉	25
草鱼、鲤鱼	80	鳝鱼、鲫鱼	80

食谱设计5步走

◎根据自身体重、体形来计算每天所需热量及营养素，再设计出一天的饮食，这是糖尿病患者应该掌握的知识。

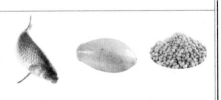

1. 步骤1：计算理想体重

每一身高段都有一个标准体重范围，低于这个标准，属体重不足；高于这个标准，属超重或肥胖。体重不足表明营养摄入不够充分，可能导致机体营养缺乏；超重或肥胖表明营养摄入过多，会导致机体某些组织因营养过剩而出现病变。通过控制总热量摄入可以使体重逐渐趋向标准化，这对糖尿病患者控制病情和保持身体健康有益。

常用的体重计算方法有以下几种：

（1）科学计算

体重指数计算法：

体重指数（I_{BM}）=体重（/千克）/身高（/米）的平方

（2）简便计算

标准体重（/千克）=身高（/厘米）-105

（3）精细计算

男性标准体重（/千克）=[身高（/厘米）-100]×0.9

女性标准体重（/千克）=[身高（/厘米）-100]×0.85

2. 步骤2：判断自己的体形

根据科学计算法得出的体重指数（I_{BM}）与下表进行比较。

根据简便计算法与精细计算法，实际体重大于或者小于标准体重的10%，属于正常；低于10%为偏瘦，高于10%为超重；低于20%为消瘦，高于20%为肥胖。

人群	适宜	肥胖	超重	偏瘦
男性	21～24	大于28	大于24	小于21
女性	20～23	大于27	大于23	小于20

3. 步骤 3：每天所需总热量计算

参加不同的活动，体力消耗也会不同，需要补充的热量也相应不同，所以日常活动量是计算热量摄入的一个重要依据。

一般来说，诸如办公室工作、下棋、打牌等属轻体力活动，周末大扫除、游泳、跳舞等属于中等体力活动，从事搬运、装卸工作和半个小时以上的较激烈的球类运动等属于重体力活动。

知道自己的体重类型和具体某一日所进行的活动强度类型后，就可以对照下表，查找自己当日每千克体重需要的热量了。

某日应摄入总热量＝每日每千克体重所需热量×标准体重

我们来举个例子，看看总热量是怎么计算出来的。

一位女士，身高160厘米，体重60千克，平时从事轻体力劳动，她一天需要摄入多少热量呢？

第一步：计算标准体重

160－105＝55（千克）

第二步：判断体重类型

这位女士实际体重为60千克，超过标准体重不到10%，属于正常体重类型。

第三步：判断活动强度

轻体力劳动。

第四步：查找每日所需热量水平

正常体重下从事轻体力活动，每日每千克体重需要125千焦热量。

第五步：计算一日总热量

一日总热量＝125×55 ＝6875（千焦）

每日每千克体重所需热量表　单位：千焦				
体形	卧床	轻体力	中等体力	重体力
超重或肥胖	62.8	83.7~104.7	125.6	146.5
正常	62.8~83.7	125.6	146.5	167.5
消瘦	83.7~104.7	146.5	167.5	188.4~209.3

中国营养学会提出的体力劳动强度分级参考表

轻体力劳动	坐姿：打字、缝纫等手工作业或腿的轻度活动；立姿：如上臂用力为主的装配工人、教师、售货员等的活动。
中等体力劳动	如锯木头、卡车、拖拉机或建筑设备等运输操作，锻造，风动工具操作，粉刷，间断搬运中等重物，除草，锄田，摘水果和蔬菜等，学生的日常活动也属于中等体力劳动。
重体力劳动	如体育运动、搬重物、锤锻、锯刨或凿硬木、割草、挖掘等。

4. 步骤4：营养素摄取量计算

要计算出糖类、脂肪、蛋白质的摄取量，首先要知道其热量比例：

糖类摄取量占总热量的63%（容许范围为60%~65%），蛋白质摄取量占总热量的12%（容许范围为10%~14%），脂肪摄取量占总热量的25%（容许范围为20%~30%）。

接着，要知道每克营养素所产生的热量：1克糖类产生16.7千焦热量；1克蛋白质产生16.7千焦热量，1克脂肪产生37.3千焦热量。

根据热量比例与每克营养素所产生的热量，计算出各类营养素摄取量。

以"一位女士，身高160厘米，体重60千克，平时从事轻体力劳动，每天消耗6875千焦热量"为例。

糖类的摄取量为：$6875 \times 63\% \div 16.7 \approx 260$（克）

蛋白质的摄取量为：$6875 \times 12\% \div 16.7 \approx 50$（克）

脂肪的摄取量为：$6875 \times 25\% \div 37.3 \approx 46$（克）

营养素热量的比例分配，没有绝对值，只要在容许范围内都是可以接受的。注意糖类、蛋白质和脂肪三种营养素的比例加起来应该为100%。

5. 步骤 5：合理安排一天的饮食

（1）主食量的确定

主食是身体所需热量的主要来源，其特点是富含糖类，糖尿病患者如何控制主食量呢？可参考下表：

备注：一般情况下，成人每日的能量摄入不应低于5024千焦，即主食的摄入量不应低于每日150克。

不同能量需求下的主食量	
能量需求 / 千焦	每日主食量 / 克
5024	约 150
5443	约 175
5862	约 200
6280	约 225
6699	约 250
7118	约 275
7536	约 300
7955	约 325
8374	约 350
8792	约 375
9211	约 400

（2）副食量的确定

一个人每天的能量来源除了主食，还有副食，包括奶或奶制品、蛋类、肉类、蔬菜类、水果类、油脂类、豆类及其制品等食物，其用量可大致参考下表：

副食名称	大致用量（每日）
奶或奶制品	250 克
蛋类	中等大小，1 个
肉类	瘦肉为例，100 ~ 150 克
蔬菜类	500 克
水果类	200 克（需根据病情决定是否食用）
油脂类	2 汤匙（约 20 克）
豆类及其制品	50 ~ 100 克

不同能量需求的饮食参考						
热量/千焦	5024	5862	6699	7536	8374	9211
谷薯类 / 克	150	200	250	300	350	400
肉蛋豆类 / 克	150	150	150	150	150	150
蔬果类 / 克	500	500	500	500	500	500
乳制品类 / 克	250	250	250	250	250	250
油脂类	2 汤匙	2 汤匙	2 汤匙	2 汤匙	2 汤匙	2 汤匙

根据少食多餐的原则，糖尿病患者最好安排三顿正餐、两顿加餐。上午的加餐安排在10点左右，下午的加餐安排在4点左右。以"一位女士，身高160厘米，体重60千克，平时从事轻体力劳动，每天消耗6875千焦热量"为例，她一天的饮食可以安排如下。

首先，明确应摄入的热量总量为6875千焦。然后，根据前面提到过的"食物交换份"中给出的1交换单位377千焦内各类食物的量，可以轻松安排一天的食谱。

主食：300克（相当于约120克生谷类，即5交换份，约1884千焦热量）；蔬菜：500克（1交换份，相当于377千焦热量）；肉类：100克（3交换份，相当于1130千焦热量）；蛋类：2个鸡蛋，约120克（2交换份，相当于754千焦热量）；豆类：50克（2交换份，相当于754千焦热量）；水果：2个，约400克（2交换份，相当于754千焦热量）；奶制品：500克（2交换份，相当于754千焦热量）；油脂：10克（1交换份，相当于377千焦热量）。合计总热量：6783千焦。

常见的 3 种食物生 / 熟重		
名称	生重 / 克	熟重 / 克
大米	50	（米饭）130
面粉	50	（馒头）75
肉食	50	35

常用度量单位参考	
1 两 =50 克	1 杯 ≈ 240 克
1 斤 =10 两 =500 克	植物油：1 汤匙 ≈ 10 克
1 公斤 =1000 克	糖：1 汤匙 ≈ 15 克
1 茶匙 ≈ 5 毫升	面粉：1 汤匙 ≈ 10 克
1 汤匙 ≈ 3 茶匙 ≈ 15 毫升	1 杯 ≈ 240 克

降血糖的44个饮食小技巧

◎糖尿病患者的饮食有诀窍，以下44个小窍门包括日常生活中的饮食宜忌、饮食方法及饮食误区，患者应该牢记。

1. 早餐吃好，中餐吃饱，晚餐吃少

早上吃好，是指早晨应摄入充足的营养。因为前一天吃完晚饭到第二天早晨这段时间很长，体内所储备的能量已消耗殆尽，所以早餐要进食营养充足的食物。如可吃一个鸡蛋、半个馒头、喝一杯牛奶，再加点凉拌菜。鸡蛋能补充蛋白质，牛奶能补充部分蛋白质和一些矿物质，馒头能补充糖类，蔬菜能补充维生素，这些虽然简单，却营养丰富，而且搭配合理。午餐吃饱，指的是中午的食量可以稍大，营养可以更丰富一些。因为上午要从事繁重的工作，下午仍然要从事工作，所以午餐的量可以稍大，营养可丰富一些，一些肉类食物宜在中午食用。晚上吃少，是指晚上可以少吃一些，因为晚上时间主要是睡觉时间，需要的能量相对少一些。

对于糖尿病患者而言，所谓饱是指七八分饱，不可过饱。晚餐吃少，指的是一方面总量要少，另一方面要清淡，不宜大量食用肉类等脂肪含量过高的食物，因为晚上一般活动量较小，这样利于控制体重。

2. 粗细搭配，荤素均衡

粗细粮搭配很重要，一般情况下一天宜吃一顿粗粮、两顿细粮。粗粮和细粮给人体提供的能量是不完全一样的，单纯只吃粗粮或只吃细粮都不合适。

宜选用易于消化吸收的粗粮，如玉米面、小米面、全麦粉等，不宜大量食用难以消化吸收的粗粮。细粮可选用白面、大米。但主食总量应适当控制，一般控制在250～400克即可，具体视患者的身体状况和体力劳动强度而定。

肉蛋奶宜适量，一般每天食用100～150克肉类即可，以鱼肉为优选，其次可选用鸡肉、鸭肉、牛肉、羊肉，同时每天可饮用鲜奶250毫升。

此外，糖尿病患者应适当增加蔬菜的摄入量，蔬菜富含纤维素和维

生素，每餐都应食用。但对于糖尿病患者来说，食材的烹饪方法应当讲究一些，一般主张用清蒸、清炖、清炒的烹饪方法，少用煎、烤、油炸的方法，以减少脂肪的摄入。

3. 每天饮食量的比例要适量

糖尿病患者一日三餐的饮食量是有一定比例限制的，除了老人或自行在家疗养的人以外，一日三餐的饮食量应以早餐、午餐、晚餐各1/3为宜，或以早餐1/5、午餐2/5、晚餐2/5的比例搭配。

其实，这种情况是相对的，通常状况下，晚上人们不怎么活动，参加运动的量很少，强度也很小，所以必须谨慎控制晚餐的饮食量。午餐能够提供午后人体消耗所需的能量，人体活动量最大、工作强度最大的时候，也是在午后。但是糖尿病患者若要减肥，其午餐的饮食量可以和早餐差不多，或稍微减少一些。

值得注意的是，无论早餐、午餐、晚餐的比例如何，都要遵循一天饮食总摄入量的标准。

4. 饮食宜淡、暖

糖尿病患者不宜过多食用酸味的东西，因酸味入肝，会使肝气偏盛，脾气衰弱；也不宜过多食用咸味的东西，因咸味入肾，肾主骨，咸味过多则会引

起大骨之气劳倦困惫、肌肉短缩、心气抑郁；还不宜过多食用甘味的东西，甘之性缓滞，会使心气喘满，面色黑，使肾气不能平衡；也不宜过多食苦味的东西，否则脾气不得濡润，会消化不良，胃部就会胀满；还不宜过多食辛味的东西，否则筋脉败坏而松弛，精神同时也会受到损害。因此，饮食要注意调和五味，对于糖尿病患者，尤其是并发肾病的患者，日常饮食除了应遵循一般的保健要求外，更要注意少食钠盐，多进食清淡的饮食。

糖尿病患者的饮食温度要适中，过烫或过寒的饮食都将引起不良的反应。按照中医理论，人的脾胃特点之一是喜暖而怕寒，所以生冷的食物不宜大量食用。

5. 根据"食物金字塔"，控制营养均衡

糖尿病患者尤其要注意营养均衡。为了方便理解，营养学家专门用"食物金字塔"的原理来表示人类对不同类食物的需求。最底层的五谷类含丰富的淀粉，这是人体活动能量的来源。此类食物有大米、面粉等。

从底层起，上一层是蔬菜、水果类，它们含丰富的维生素、矿物质及纤维素。多吃这类食物可以增强身体抵抗能力，预防便秘。

再上一层是蛋白质类食物，即畜

肉、鱼、家禽、蛋、奶、豆类及其制成品。蛋白质可构成身体内组织，供人体生长和修补细胞之用。蛋白质亦可用来制造抗体，对抵抗疾病及感染有极大的帮助。肉类及豆类还含丰富的铁，有利于维持身体的造血功能。

最顶层是油、糖及盐分。油有助制造细胞膜，糖可为身体提供能量，盐可维持体内水分的平衡，它们亦被用作调味料，以调和食物的味道，但需掌握好摄入量。

6. 在外就餐，牢记十大诀窍

在外就餐在所难免，因此，糖尿病患者要掌握一些必要的饮食诀窍。

（1）在外就餐当天，其他用餐时间应当补充在外就餐时不足的食材，如蔬菜、海菜、豆制品等。

（2）事先有约会计划时，约会前、约会后数日须特别留心体重以及血糖值的变化，适度调节。

（3）熟悉了上面的食物交换份法后，选择适当的食物类型与分量。尽量选择热量不高、不含糖的食物和饮料。建议随身携带白开水作为饮料。

（4）多选用清淡方式烹饪的菜肴，如汆烫、清蒸做出来的菜肴。汤类选择清汤，避免浓汤。

（5）如果遇到必须延迟用餐时间的情况，可先吃自备点心，如全麦面包、高纤饼干等，以免有发生低血糖

的危险。

（6）到快餐店用餐时，应避免食用油炸食物。

（7）宴席上如果提供高油脂食物，建议去除肥肉和动物外皮部分再进食。

（8）避开高胆固醇、高糖的食物，蔬菜水果斟酌种类，适量摄取。

（9）自助餐所供应的鸡腿或鱼肉片，大多等于2～3份肉类，建议糖尿病患者额外选择2～3道蔬菜及一碗白饭，以均衡饮食。

（10）炒饭、炒面比起白饭与清面，脂肪更多，请斟酌的食用。

在外就餐状况较多，饮食原则应尽量把握，但不需因噎废食，偶尔多摄取四五百千焦的热量也问题不大，这是在可允许的范围内，别为了热量控制而失去在外就餐的乐趣。

7. 选择食物，看血糖指数

血糖指数指的是食用各种糖类后2小时内，血糖上升的曲线下的面积，占食用等量葡萄糖后2小时血糖上升曲线下的面积的百分比。简单来说，血糖指数越高的食物，其升高血糖的作用就越快越明显，反之，升高血糖缓慢且升高较少的食物，就是适合糖尿病患者食用的食物。

低血糖生成指数食物是指低于70%的食物，每餐选用一两种血糖指数

较低的食品，如燕麦、荞麦和其他杂面、黄豆等，有利于血糖的控制。

8. 先菜后饭，血糖减半，先饭后菜，血糖翻倍

要控制血糖，食物的选择对于糖尿病患者固然很重要，但正确的进餐顺序也不能忽视，按照蔬菜——主食——肉类——汤的顺序进餐，能帮助糖尿病患者不自觉地控制进食量，调整饮食结构。

吃饭时可以先吃粗纤维含量较高的蔬菜，以增加饱腹感，这样就能不自觉地减少主食的摄入。如果需要控制主食的摄入量，就要在吃饭时先多吃些蔬菜。主食应少稀多干，多吃一些富含膳食纤维的食物，如小米、窝头等，这些粗粮在胃里消化的时间长，血糖上升较慢，可以有效抑制糖尿病患者餐后血糖升高。

糖尿病患者要尽量少摄入高油脂的食物，所以肉类等食物应在主食后食用。糖尿病患者吃了一定数量的主食后，摄入的肉类自然就会相应减少。

把汤放到最后喝，因为先喝汤，很快就会感觉饱了，但不久又会感到饥饿，就会再吃些别的食物充饥，这样不利于糖尿病患者的血糖控制。

9. 细嚼慢咽，营养吸收更健康

糖尿病患者吃饭要细嚼慢咽，切忌狼吞虎咽。食物在口腔内反复咀嚼时，可以刺激唾液的分泌，唾液中含有许多消化酶，有助食物的消化。延长食物的咀嚼时间，还可以反射性地刺激胃液的分泌。

细嚼慢咽还可使食物充分地与唾液混合，这样食物到了胃肠后才能更好地被消化吸收。此外延长进餐时间，容易使人产生饱腹感，使食量减少。

反之，则会带来很多不益之处，如影响食物营养成分的充分吸收。有实验证明，粗嚼者比细嚼者要少吸收蛋白质13%、脂肪12%。人在进食时，咀嚼5分钟后，食欲才会下降。这一现象与大脑中负责食欲的部位有关，当它接受从舌头等部位传来的相同的刺激过多时就会变得迟钝，从而不再让人嘴馋，故咀嚼的时间必须长一些才能达到食欲下降的目的。否则短时间的咀嚼，即狼吞虎咽只能使人胃口大开，极易造成食物摄入过多。

10. 吃水果要会"算计"

水果一般应作为加餐食品，也就是在两次正餐中间或睡前一小时吃，这样就避免一次性摄入过多的糖类而使胰腺负担过重，一般不提倡在餐前或餐后立即吃水果，这样会令血糖急速上升。在饥饿时或者体力劳动后，可将吃水果作为补充能量和营养素的方法之一。

吃水果的具体时间通常为了上午9:30到10:30，下午最好是3:30左右，晚上如果要吃水果，那么饭后一小时或睡前一小时这段时间是最科学的。

根据水果对血糖的影响，糖尿病患者每天可食用水果100克左右，同时应少食约25克主食，这样可使每日摄入的总热量保持不变。

总之，糖尿病患者吃水果的大前提是：不宜多吃。可根据病情在总热量范围内适量食用。同时，糖尿病患者还应自己摸索自身的规律。如果有条件，还应在吃完水果后1～2小时内检测血糖和尿糖，这对确定能不能吃这种水果、吃得是否过量大有神益。

11. 充足的维生素和无机盐是健康的保障

病情控制得不好的糖尿病患者，易并发酮症酸中毒，因此，糖尿病患者要注意补充维生素和无机盐，同时因B族维生素消耗增多，应补充B族维生素，以改善神经症状。

粗粮、豆类、蛋、动物内脏和绿叶蔬菜中B族维生素含量较多，新鲜蔬菜含维生素C较多，应注意补充。

病程长的老年糖尿病患者应注意钙的供给要充足，防止骨质疏松。乳及乳制品含钙丰富，而且吸收率高。水产品中小虾皮含钙特别高，其次是海带。含钙丰富的食品还有豆制品、坚果及蔬菜等。

动物性食物含锌丰富且吸收率高，以牡蛎、鲱鱼含锌最高，肉类、肝脏、蛋类次之。我国营养学会推荐锌的摄入量为每天15毫克。

老年糖尿病患者，饮食中应增加铬的含量。铬能够改善糖耐量，降低血清胆固醇和血脂，含铬的食物有酵母、牛肉、肝、蘑菇、啤酒等。同时要注意多吃一些含锌和钙的食物，防止牙齿脱落和骨质疏松。

12. 常食南瓜粉，防治糖尿病

南瓜属葫芦科草本植物，有补中益气、润肺化痰的作用。近年来研究表明，南瓜中含有丰富的果胶和微量元素钴，果胶可延缓肠管对糖和脂质的吸收，钴是胰岛细胞合成胰岛素所必需的微量元素，因而常吃南瓜有助于防治糖尿病。但南瓜中含有一定量的糖，过多食用也会引起血糖增高。所以，糖尿病患者可把南瓜制成南瓜粉，以便长期少量食用。

制作南瓜粉的主要步骤为：

选择成熟的南瓜，洗净后去皮去籽，切成细丝；将南瓜放入清水中浸泡一小时后取出，晾干；把南瓜丝放入烘箱，以60～80℃烘烤8小时，或用铁锅炒脆；将松脆的南瓜磨碎，储存于密封容器内备用。

患者每次可取一至两匙（30～40

克）南瓜粉，放入适量的温开水中调匀后服用，每日3次，连服15天，然后可根据血糖下降情况再适当增减南瓜粉的服用量。

13. 牢记糖尿病饮食歌，吃出健康

糖尿病患者的科学饮食是治疗糖尿病的重要组成部分，科学合理地进食，对血糖的控制、糖尿病病情的控制、预防并发症的发生都有重大的意义。以下是前人在治疗糖尿病的过程中总结出来的糖尿病饮食歌，糖尿病患者宜谨记。

清淡素食最为佳，粗粮杂面并不差；
一日三餐七分饱，饥饿可配菜豆渣。
日用脂肪选素油，多用调拌少烹炸；
甘肥咸食均不宜，贪杯痛饮更可怕。
体弱消瘦口发馋，可食瘦肉鸡鱼鸭；
适量水果桃为美，想吃甜食配南瓜。
菜豆薏米小麦粥，清热利湿效堪夸；
青菜桃仁治头晕，芥菜降糖也降压；
消瘦多食骨头汤，肥胖患者食南瓜。
莲子芡实治尿频，二目昏花杞菊茶；
蔬菜瓜果豆制品，家常菜肴营养佳。
控制饮食加药疗，出现症状早诊查；
适当运动做气功，老年绽开长寿花。

14. 蔬菜降糖，营养有效

蔬菜有利于降低血糖，其所含的糖类以膳食纤维居多，还可提供维生素以及矿物质，进入体内不需胰岛素参与代谢，其含热量低，且能增加饱腹感，保持大便通畅，对糖尿病患者来说非常有益。

绿色蔬菜如韭菜、菠菜、油菜、黄瓜、芹菜等相对来说，含糖、脂肪和热量更低，每天的摄入量可不做严格限制，多数人每天吃0.75千克左右比较适宜。而苦瓜有降糖作用，也可多食用。番茄、茄子、冬瓜等有色蔬菜，含糖量低，也可以多吃。但是胡萝卜、洋葱、马铃薯、芋头、蚕豆、豌豆等含糖量较高，不宜多吃。

需注意的是，我国人民有食用腌、泡蔬菜的习惯，但是这些对于糖尿病患者来说是有害无益的，因蔬菜加工后，不仅许多营养成分丢失了，而且增加了有害物质如亚硝酸盐等。

蔬菜中的维生素C经过高温，大部分会被氧化而失去效用，由于我们不习惯生吃蔬菜，所以水果在饮食中的价值就特别高，每天吃两至三种水果可以补充维生素。

15. 既营养又鲜美的海产品降糖好

糖尿病患者的饮食要营养均衡，海产品营养丰富，美味可口，能给人体提供大量的优质蛋白、脂肪和丰富的膳食纤维，而且其含有大量人体所必需的微量元素，特别是碘元素的含量较丰富。碘元素有调节蛋白质合成

和分解、促进糖和脂肪代谢、调节水盐代谢、促进维生素的吸收利用、增强酶的活性、促进生长发育等作用。

虽然海产品具有很多优点，但是如进食过量则会导致碘摄入过多，对人体也是有害的，食用应适量。而且海鱼、贝类等含有致病微生物，如未加工生食是有害的，所以，我们提倡熟食。

海产品包括海鱼、虾蟹、贝类和海藻等品种，糖尿病患者常吃一些海产品是有好处的。但要注意，有不少的海产品脂肪含量较多，特别是胆固醇含量超标，如每克虾皮的胆固醇量甚至比猪肝和羊腰还高，虾、蟹类所含胆固醇也高，所以，这类海产品应该适量食用。

16. 5 个技巧，"粥"到的健康

粥含水分多，比较容易被人体消化吸收。粥在人体内能很快地分解成葡萄糖，被人体吸收后，直接升高血糖浓度。糖尿病患者并非绝对不能喝粥，糖尿病患者喝粥要注意以下几点：

（1）喝粥的时间尽量长一些，这样能使血糖升高速度变缓。

（2）在熬粥的材料中添加粗粮，不仅可以增加膳食纤维，而且对降低血糖指数也有明显的作用。

（3）粥不要熬太久，熬得越久，对血糖指数的升高也就越快。

（4）早餐不要喝粥，可以选择在午餐和晚餐食用。

（5）忌空腹喝粥，可以在喝粥前吃一点主食。

17. 糖尿病患者饮食注意事项

很多糖尿病患者在刚开始控制饮食时，会觉得饥饿难耐，但是经过一段时间的治疗和适应，饥饿感会逐渐消失。所以在这个过程中，患者需有战胜疾病的信心以及控制饮食的决心。

除此以外，糖尿病患者可多吃低热量、易产生饱腹感的东西，如黄瓜、豆芽、菠菜、大白菜、冬瓜、番茄、韭菜，或多吃些粗杂粮，如荞麦面、燕麦片、绿豆粥等，这些食物都可以让患者的饱腹感增加。

在控制好总热量的基础上，可以相应地减少正餐的食量，以便在适当的时间加餐，这个也是消除饥饿感的方法之一。

加餐对于糖尿病患者有重要的意义，可以防止出现低血糖从而引起反应性的高血糖。

一般糖尿病患者的低血糖会发生在三餐之前的空腹状态下，或者在午夜之后。午夜的低血糖危险性更甚，因为正在睡梦中的患者，不能及时进食改善低血糖症状。

所以加餐的时间应选择在上午9:30左右、下午3:30左右以及晚上10:00左

右。加餐的量不宜过多，否则会引起高血糖。加餐要在保持每日总摄入热量不变的基础上进行，即如果加餐，三餐的食量要相应减少。

一般加餐的量为20～50克，即相应的三餐主食需减少20～50克，这样既可以预防低血糖的发生，又可以防止出现餐后高血糖。

18. 吃水果，怎么选

水果中除了含有糖、淀粉、纤维素、半纤维素和果胶外，还含有丰富的胡萝卜素、维生素C和钙、铁、锌、硒等人体所需的多种矿物质和营养元素，及少量膳食纤维，这对防止糖尿病并发症，如动脉硬化、视网膜病变、便秘有一定好处，可满足人体所需营养，有利于健康长寿，对维持人体健康起着特殊的作用。另外，水果中的糖为果糖、蔗糖和葡萄糖，而且含量较多，其所含的总热量并不高。

但是吃水果应有讲究，血糖基本得到控制的糖尿病患者应该在营养师的指导下选择水果，进食的水果一定要含糖量低、味道酸甜。一些血糖高、病情不稳定的患者可以选择草莓这些含糖量在5%以下的水果，根据水果中的糖、淀粉的含量，以及各种不同水果的血糖指数，选择含糖量相对较低及升高血糖速度较慢的水果，也可根据自身的实际经验作出选择。

19. 低糖牛奶，补充人体所需

牛奶能补充人体很多营养元素，因此，糖尿病患者适合饮用，但应该注意以低糖牛奶为宜。牛奶除了含有蛋白质等各种营养成分外，还含有大量维生素及钙、磷等营养元素，是一种非常适合糖尿病患者的食品。牛奶还含有适量的脂肪，能给糖尿病患者提供多种营养成分，而且对血糖、血脂影响不大。牛奶中还含有丰富的钙盐，能及时补充钙质，所以提倡糖尿病患者喝牛奶。但需要注意的是，糖尿病患者喝奶时不应加糖，最多加一点甜味剂。当然无糖的酸奶也可喝。

不过，有一些患者对牛奶有变态反应（过敏），甚至不能喝牛奶。这些人可以改喝酸乳酪（全脂无糖酸乳酪），也可以试试将牛奶温热后再一点一点喝，或选择低脂牛奶等含有丰富钙质的食品。一喝牛奶就有腹泻等问题的人，属于乳糖不耐受的体质类型，所以可以选择饮用糖分较少的低糖牛奶。

20. "茶"出健康

现代研究证明，茶叶中含有大量对人体有益的物质，如咖啡因、茶碱、可可碱、维生素C等。饮用茶水，有清心润肺、强心利尿、消食解腻、助消化等功效，但是不宜过多饮用，特别是糖尿病患者，喝茶不宜过多、过浓。

过多饮用茶水，一方面会加重心肾负担，另一方面，浓茶可使人兴奋、心跳加快、心悸失眠等，这些都对糖尿病的病情不利，甚至可能加重糖尿病患者的病情。

所以，糖尿病患者宜喝少量清茶，切勿过多过浓，也不宜在睡前喝，否则会使人失眠。

另外，现代很多人喜欢喝咖啡或可可，咖啡中含有大量的咖啡因，可可中含有的胆固醇可能会加重动脉硬化，所以糖尿病患者也应少饮。

21. 烹调方式可直接影响人体热量的摄入

各种粮食对血糖的影响不同，烹调方法对血糖也有影响。总的来说，粮食做得越稀、越烂，消化、吸收得就越快、越充分，血糖也就越高。比如说，100克大米如果做干饭，血糖升高的程度就不如同等重量大米熬成稀粥吃下去对血糖影响那么大。

可见，影响血糖的不只是粮食的种类和多少，还有粮食的烹饪方法。所以，在选择烹调方式时也应予以考虑。当然，并不是说糖尿病患者不能喝粥。其实粥是很好的食品，量大、容易饱腹。虽说血糖指数较干食大，但患者可以少喝。

糖尿病患者在烹调食物时应注意以下原则：

烹调时不要使用太多的调味料，应尽量清淡，使用的调味料应注意低盐、低油，或者可以使用代糖来调味。

勾芡的食物含热量高、升糖指数高，烹调时应尽量避免勾芡，或者用魔芋粉、肉胶等热量极少的食品代替淀粉勾芡。

如用代糖作为调味料，应注意选择合适的品牌，并根据烹饪的饮食种类，进行用量的调整。

很多人喜欢在菜肴中加入料酒等调味，但是料酒中的乙醇热量高，不要随意添加。

大部分的中药材具有糖分，应注意不要煮太久或煮太烂。

22. 妊娠期糖尿病患者宜少食多餐

通常情况下孕妇应将空腹血糖控制在3.37～5.6毫摩尔／升，餐后2小时血糖应小于6.7毫摩尔／升。也可按体重计算摄取的热量。

妊娠期糖尿病患者应少食多餐，每天5～6餐，早餐占总热量的10%，午餐、晚餐各占30%，加餐（上午、下午、晚上）各占10%。饮食应富含多种维生素、矿物质和纤维素。

控制饮食3天后测量24小时血糖含量，即空腹时、三餐前半小时、三餐后2小时、22点或零点共测量8次，同时测尿糖、尿酮体。空腹血糖低于5.6毫摩尔／升，餐后2小时血糖低于6.7毫摩尔／升为理想状态。

23. 儿童糖尿病患者饮食要均衡

儿童糖尿病患者饮食安排应注意：

儿童正处于生长发育时期，对营养物质的需求较多，同时，营养均衡更加重要，除了摄入热量、蛋白质等营养物质外，富含维生素及微量元素的食品也宜多吃，其饮食中的脂肪含量可以稍微高一点，但是，也不应超过30%，而且，应注意以植物油为宜。

儿童糖尿病患者每天可在三餐之外安排2～3次加餐，但是要注意定时定量，并且在加餐的同时相应地减少正餐主食的摄入量。

24. 口服降糖药＋合理饮食＝降糖

口服降糖药具有降血糖的功效，但是会对体重产生影响。如果没有配合科学的饮食，甚至会引发不良反应。

如服用优降糖等磺脲类药物，会使体重增加，这时候要严格控制饮食的摄入，必要的时候，需减少进食量以降低热量，并且相应地增加运动量。

而降糖灵等双胍类药物，会影响氨基酸、钙、维生素B_{12}、叶酸等的吸收，这时就需要增加富含蛋白质的食品以及含钙、维生素B_{12}和叶酸丰富的食品了。而且降糖灵还可能引起酸中毒，所以宜多吃点偏碱性的食物。

部分磺脲类降糖药的降糖作用比较明显，有时甚至会引发低血糖。因此，在这种情况下，应该定时进餐，并且在适当的时候加餐。

25. 降糖要"钙"帮忙

钙能调节神经兴奋性、控制肌肉收缩、帮助血液凝集、构成骨骼与牙齿、维持规律性心跳、协助体内铁的代谢。对于人体来说，钙的任务是负责传达"分泌胰岛素"的信息。

血糖升高时，身体会需要胰岛素进行调节，此时，钙就需要启动功能，传达信息给胰岛素β细胞，让它分泌胰岛素。因此，若身体缺乏钙，中间的联结就会出问题，胰岛素的分泌就会失常，血糖值就容易上升。

当人体内的钙含量缺乏时，可出现易骨折，经常腰背酸痛、腿部疼痛，易患骨质疏松症等。但是每天摄入的钙也不宜过多，否则会影响镁的吸收。一般来说，成年男性、女性每日钙的摄入量以1000毫克为宜。

含钙的食物有：虾米、排骨、黄豆、豆腐、牛奶、小鱼干等。

26. "铬"与降糖

铬有参与糖类的代谢、促进胰岛素分泌、维持核酸的稳定、协助输送蛋白质到所需的地方、调节基因表达、影响脂肪代谢的作用。而且铬是葡萄糖耐量因子的组成部分，负责调节人体糖的代谢，同时维持正常的葡萄糖耐量，有助于血糖值的稳定。

当人体内的铬含量缺乏时，可出现血糖升高、生长迟缓、易患神经炎等。一般来说，成年男性、女性每日铬的摄取量以0.09毫克为宜。

含铬的食物有：肝脏、牛肉、鸡肉、牡蛎、鸡蛋、香蕉、酵母等。

27. 硒具有类似胰岛素的作用

硒具有保护组织、细胞膜以及抗癌的作用，能消除已形成的过氧化物，并且具有类似胰岛素的作用，可以促进葡萄糖的转运，以降低血糖。但硒摄取过少或过多都对糖尿病的病情不利，要特别注意。

当人体内的硒含量相对缺乏时，会出现心脏扩大、心跳加快、生长迟缓等症状。一般来说，成年男性、女性每日硒的摄取量以0.05毫克为宜。

含硒的食物有：瘦肉、动物肝脏、肾脏、海鲜、南瓜、葱、大蒜、全谷类食物等。

28. 降糖也需"镁"

镁能参与能量代谢、蛋白质和核酸的合成，影响钾离子和钙离子的转运，调控信号的传递。对于细胞代谢作用而言，镁是不可或缺的元素。在糖的代谢过程中，镁扮演着"促进胰岛素分泌、使葡萄糖进入细胞中"的角色。体内若缺乏镁，会降低胰岛素刺激葡萄糖吸收的效果，胰岛素阻抗的状况一旦发生，血糖的控制就会变得很困难。

如缺乏镁，会出现易暴躁、紧张、经常头痛、失眠或睡眠品质不好，高血压与心脏病发生的概率上升，肌肉痉挛、食欲不振、生长迟缓。成年男性镁的每日摄取量以360毫克为宜，而成年女性以315毫克为宜。

含镁的食物有：坚果类食物、蔬菜、牛奶、小麦胚芽、燕麦、糙米等。

29. 生成胰岛素，"锌"不可少

锌可维持免疫功能，促进生长，促进性器官的发育，参与皮肤、毛发、指甲、口腔等位置的修复，参与蛋白质的合成，帮助伤口愈合。锌也是胰脏制造胰岛素的必要元素，当身体缺乏锌，胰岛素制造量就会失常，甚至无法制造，进而影响血糖值，引发糖尿病。

如缺乏锌，人体会出现免疫能力下降、食欲不振、生长迟缓、贫血、腹泻、掉发、夜盲、男性前列腺肥大、动脉硬化等症状。成年男性锌的每日摄取量以15毫克为宜，成年女性以12毫克为宜。

含锌的食物有：紫菜、海带、

虾、蟹、牡蛎、牛肉、豆类、乳制品、蘑菇、花生、南瓜子等。

30.维生素 B$_1$ 参与糖类的代谢

维生素B$_1$有助于保持神经、心血管、消化等系统和皮肤的正常功能。维生素B$_1$也是重要的辅酶，主要参与糖类及脂肪的代谢，它可以帮助葡萄糖转化成能量。当维生素B$_1$不足时，会影响体内糖类的代谢功能，增加血糖值控制的难度。

如缺乏维生素B$_1$，人体会出现食欲不振、消化不良、疲劳、神经质、全身无力、多发性神经炎、注意力不集中、易怒、心脏肥大等症状。成年男性、女性每日维生素B$_1$的摄取量以1.2毫克（约15克猪肉的量就足够）为宜。

含维生素B$_1$的食物有：肉、动物肝脏、豆类、全谷类食物、酵母等。

31.维生素 B$_2$ 帮助糖类分解与代谢

维生素B$_2$能提高机体对蛋白质的利用率，促进生长发育，参与细胞的生长代谢，同时，维生素B$_2$还可以帮助糖类分解与代谢。

当体内的维生素B$_2$缺乏时，糖类分解与代谢的能力会较差，进而影响血糖值的控制状况。还会出现食欲不振、消化不良、疲劳、全身无力、易怒、神经质、多发性神经炎、注意力不集中、心脏肥大。成年男性每日维

生素B$_2$的摄入量以1.3毫克为宜，成年女性以1.0毫克为宜。

含维生素B$_2$的食物有：鱼、牡蛎、猪肉、动物肝脏、香菇、黑木耳、绿色蔬菜、鸡蛋、豆类、花生、芝麻、牛奶、酵母、栗子等。

32.维生素 B$_6$ 参与糖原代谢

维生素B$_6$可参与体内神经递质、糖原、神经鞘磷脂、血红蛋白、类固醇、核酸、维生素B$_{12}$、叶酸盐等的代谢。

当体内的维生素B$_6$缺乏时，人体易患贫血，患肾、膀胱结石，出现经前综合征，易患帕金森病、脂溢性皮炎等。成年男性每日维生素B$_6$的摄入量以1.6毫克（约5根香蕉所含的量）为宜，成年女性以1.4毫克（约4根半香蕉所含的量）为宜。

含维生素B$_6$的食物有：鸡肉、鲑鱼、熟西蓝花、熟菠菜、香蕉、牛奶、豆类、花生米等。

33.维生素 A 能保护胰岛素

维生素A能调节皮肤表皮及角质层的新陈代谢，保护表皮，预防夜盲症发生，促进骨骼、牙齿生长。

体内如缺乏维生素A，会出现皮肤干燥且粗糙，呼吸道易感染，泪液分泌不足，易患夜盲症，长期缺乏维生素A且未接受治疗者可能会失明等。成年男性每日维生素A的摄取量

以600微克（约70克南瓜所含的量）为宜，成年女性以500微克（约60克南瓜所含的量）为宜。

含维生素A的食物有：动物肝脏、鱼肝油、小鱼干、鳗鱼、白萝卜、石刁柏、南瓜、甜瓜、西瓜、杞果、杏仁、鸡蛋、牛奶等。

34. 维生素C能促进糖类的代谢

维生素C能促进骨胶原的生物合成，促进酪氨酸、色氨酸的代谢，还可以促进糖类的代谢，有助于维持血糖值的稳定。

体内如缺乏维生素C，会出现生长迟缓、骨骼发育不全、肌肉关节酸痛、牙龈出血、容易发绀、贫血、皮肤干燥、患维生素C缺乏病等问题，成年男性、女性每日维生素C的摄入量以60毫克（约2个猕猴桃所含的量）为宜。

含维生素C的食物有：结球甘蓝、花椰菜、番石榴、番茄、猕猴桃等。

35. 维生素E能改善脂质代谢

维生素E能促进垂体促性腺激素的分泌，促进精子的生成和活动，改善脂质代谢，抗氧化，稳定细胞膜和细胞内脂类成分，降低红细胞脆性，改善血液循环。

体内如果缺乏维生素E，就会出现肌肉无力、肠胃不适、精神不集中，患溶血性贫血，易感染皮肤病，容易掉发等。成年男性每日维生素E的摄入量以12毫克为宜，成年女性以10毫克为宜。

含维生素E的食物有：肉、绿色蔬菜、全谷类食物、植物油、坚果类食物、蛋黄等。

36. 促进胰岛素作用，"锰"降血糖

锰在体内一部分作为金属酶的组成成分，一部分作为酶的激活剂起作用。锰也有促进胰岛素的作用，以及维持正常血液凝固的作用，可维系骨骼及结缔组织的发展、促进中枢神经的正常运作。当体内缺少锰时，会引起脂肪酸代谢异常，导致血糖升高。成年男性、女性每日锰的摄取量以2.5毫克为宜。含锰的食物有：绿色蔬菜、全谷类食物、豆类、茶叶、酵母、菠萝等。

37. 次亚麻油酸维持血糖稳定功劳大

次亚麻油酸有调控循环系统、免疫系统、生殖系统及皮肤系统的作用。次亚麻油酸还具有调节生理代谢，控制血糖量，让血糖变化趋于稳定的功能。还可强化脑细胞及神经细胞、胰岛素的作用，抑制血小板凝

集，调节血脂肪组成，调节内分泌，调节血压，预防动脉硬化，减轻关节发炎症状。

当体内缺少锰时，会出现肌肉无力、视觉模糊、感觉异常、易患皮肤病等。

含次亚麻油酸的食物有：黄豆、月见草油、葵花油、橄榄油等。

38. 喝酒会使得糖尿病病情恶化，尽量不要喝酒

糖尿病患者是否能够喝酒这个问题，要由主治医生来做判断，判断的基准在于糖尿病的控制状况是否良好。对于糖尿病控制状况不良的人来说，不论有任何理由，都要严禁饮酒，因为喝酒会让糖尿病控制状况恶化。若是长时间保持良好的控制状况，则可以在医师的限制范围内适量饮酒，符合以下条件的糖尿病患者可适量饮酒：

◎血糖控制良好；

◎非肥胖者；

◎没有糖尿病以外的其他严重慢性疾病，如冠心病、溃疡疾病等；

◎没有糖尿病并发症，如眼底病变、肾脏病变、心脏病等；

◎肝功能正常。

此外，糖尿病患者饮酒时尤其注意不能与口服降糖药同时服用。如要饮酒应注意其热量，并列入每日总热量的计算中。饮酒时还要尽量使每日各种营养成分的摄入比例保持在相对稳定的状态下，从而避免饮食不足及过量。应避免喝有甜味的酒，切忌大量饮酒，避免空腹饮酒，饮酒前后要检测血糖，了解饮酒对血糖的影响。

39. 副食的热量不可忽视

控制好主食但不控制副食，血糖依然会升高。

有些糖尿病患者把糖尿病饮食治疗简单地理解为仅仅是控制主食，把每日主食限制得很严，而随便食用鸡、鱼、肉、蛋、豆制品等高蛋白质食物。结果血糖控制得不理想，即使加服降血糖药物，仍不能达到满意的疗效。其主要原因是摄入了过多的蛋白质食物，过多的蛋白质可通过糖异生，生成葡萄糖，从而引起血糖的升高。

主食固然是血糖的主要来源，但副食也是不可忽视的来源。副食中的蛋白质、脂肪进入体内照样有一部分可以变成血糖。蛋白质和脂肪在代谢过程中分别有58%和10%变成葡萄糖。有的副食，如肉、蛋、花生等含有较多的脂肪，产热量也很高，如150克花生所供热能几乎是等量粮食的两倍。这类食品吃多了，对防治冠心病也是十分不利的，而且冠心病还是糖尿病最常见的并发症。

40. 控制主食不等于不吃主食

事实上，吃主食有助于维持身体营养平衡。因此，糖尿病患者每天要进食一定量的主食。

很多糖尿病患者都有这样一种错误观念：主食里的糖分高，控制病情就要少吃甚至不吃主食。专家提醒，不吃主食的饮食习惯无助于控制病情。

实际上，不吃主食也可能出现高血糖。葡萄糖是人体内能量的主要来源，如果不吃主食或进食过少，就会缺乏葡萄糖的来源。当人体需要热量时，身体就会动用蛋白质、脂肪，使之转化为葡萄糖，以补充血糖的不足。其中，脂肪会分解生成脂肪酸，在体内"燃烧"后释放出能量。当脂肪酸产生过多时，常伴有酮体生成，经肾脏代谢排出，可出现酮尿，不利于身体健康。

在饥饿状态下，体内升糖激素，如胰高血糖素、儿茶酚胺等，可使糖原分解且使糖的异生作用增强，引起反应性高血糖。

糖类是构成身体组织的一种重要物质，如肝脏内和肌肉内的糖原、体内的核蛋白、糖脂等也都含有糖。人体内的主要脏器时刻离不了糖，如休息时，脑细胞需要葡萄糖来维持正常的功能，人体每日需要100～150克葡萄糖，所以糖尿病患者每餐都要进食一定量的主食（淀粉类食物）。

41. 人工甜味调料添加问题不可忽视

有人认为糖尿病患者可以大量食用人工甜味调料，因为它们所含的热量很小，基本可以忽略，符合一天热量总摄入量的规定。其实这是一种错误的观念。因为低热量的甜味调料，虽然如其名所言热量低，但是一旦长时间食用，就会引发腹胀或腹泻等问题，让糖尿病的控制变得更加复杂。

另外，因为人工甜味调料具有甜味，如果经常食用的话，就容易让糖尿病患者在限制甜味的心理防线上产生松懈，对砂糖甜味的欲望变得更强，最终结果就是抗拒不了高热量的甜味食品的诱惑。所以对于人工甜味调料，糖尿病患者还是尽量不要食用。

42. 粗粮虽好，也要细粗搭

粗粮含有较多膳食纤维，有一定延缓餐后血糖升高、降脂、通便的功效。然而，粗粮是一把"双刃剑"，如果超量摄取，可能会造成诸多问题。

大量进食粗粮，可导致一次性摄入大量不溶性膳食纤维，可能加重胃排空延迟，造成腹胀、早饱、消化不良，甚至还可能影响下一餐的进食。

大量进食粗粮，在延缓糖分和脂类吸收的同时，也在一定程度上阻碍了部分常量和微量元素的吸收，特别是钙、铁、锌等元素，同时也会降低蛋白质的消化吸收率。

伴有胃轻瘫综合征的糖尿病患者大量进食粗粮，可能加重胃轻瘫综合征并导致低血糖反应。注射胰岛素的糖尿病患者尤其应注意这一点。

因此，糖尿病患者应明确粗粮并非多多益善。科学的做法是粗细搭配，一般的比例为粗粮1份搭配细粮3～4份。这样既能发挥粗粮的功效，又能避免粗粮进食过多产生的不良反应。

43. 点心＋饮料＝高糖＋高脂

一般来说，糖尿病患者最好少碰点心和饮料。

一般市售的点心与饮料都有高糖、高脂的特点，不利于糖尿病患者的血糖控制，应该尽量避免食用，或选择低糖点心、低糖饮料。一般的点心、饮料也不是完全不能吃，只要注意总热量的摄取在符合标准的范围内，偶尔一次浅尝是允许的。

如果糖尿病患者是甜食爱好者，使用代糖的点心和饮料是另一个选择，这些食品的特色就是不添加糖，如白糖、砂糖、葡萄糖等，而改以代糖取代。代糖最大的优点就是食物具有甜味，但热量不增加或少量增加。

代糖种类众多，可根据热量分为两大类，一是营养性甜味剂，二是非营养甜味剂。营养甜味剂常见的有木糖醇及山梨糖醇，这类甜味剂含有热量，每克产生8.3~12.6千焦热量，糖尿病患者可适量食用。常见的非营养甜味剂有阿斯巴甜、醋磺内酯钾，糖尿病患者也可适量食用。

44. 不要"谈糖色变"

很多糖尿病患者"谈糖色变"。其实，只要能控制好每天的糖类摄取量，糖尿病患者也是可以吃糖的。

对糖尿病患者来说，重点是控制饮食的总热量。糖尿病患者控制饮食，主要是限制摄入总热量及饱和脂肪酸，而不是主要减少糖类在总热量中所占的比例。

少量吃白糖或蔗糖一类的糖也是可以的，但应相应地减少主食的摄入量。这里强调的是"取代"而不是额外增加，饮食的总热量并不能增加，所以糖尿病患者摄入少量白糖不必害怕，只要总热量不增加就可以了。

总之，糖尿病患者不能吃葡萄糖，但少量白糖不用担心，重点是控制饮食的总热量。

糖尿病特殊人群的饮食安排

◎不同人群的糖尿病患者，饮食安排是不一样的，患者需要根据自身类型科学合理地安排自己的饮食。

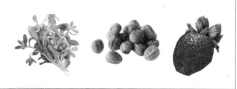

1. 老年糖尿病患者的饮食安排

约有30%的老年糖尿病患者只需要单纯的饮食疗法，即可控制病情，那么老年糖尿病患者的饮食应该怎么安排呢？

（1）既要控制饮食，又要营养充足，以保持理想体重。老年糖尿病患者每天所需总热量可按每千克体重126千焦左右估计。蛋白质每千克体重1.0～1.5克，需要高蛋白者可高一些，糖类则每天200～300克。

（2）限制脂肪的摄入量，如油炸食品、动物的内脏（肝、肺、肾等）、肥肉等富含胆固醇的食物应当少吃或不吃。

（3）多摄入粗粮、新鲜蔬菜等富含膳食纤维的食物。膳食纤维有延缓胃肠消化吸收食物的作用，可以控制餐后血糖上升的幅度，改善葡萄糖耐量。同时，应减少食盐的摄入量，以每天不超过4克为宜。

（4）坚持少量多餐、定时定量的原则，这样既可以防止因吃得过多而引致的血糖升高过快，又可以避免出现低血糖的现象。

（5）多饮水，同时应限制饮酒。

2. 儿童糖尿病患者的饮食安排

儿童糖尿病患者有异于其他糖尿病患者人群的特点，所以在饮食的安排上也有其特点：

（1）限制热量的摄入，一般的小学生每日应摄取6280千焦的热量，具体的热量计算公式为：全天总热量（千焦）＝（年龄×系数+1000系数学位）。公式里的系数一般为293~419，一般来说，身体较胖的儿童，应选择较小的系数，而活动量大的儿童应选择较大的系数。系数的参考值为：3岁以下的，系数为398~419；3～4岁的，系数为377~398；5～6岁的，系数为356~377；7～10岁的，系数为335~377；10岁以上的，系数为293~377。

（2）蛋白质的摄入量以每天千克体重2～3克为宜，并且宜选择鱼类、鸡蛋、牛奶、豆类等食物的蛋白质。

（3）糖类的摄入量宜占总热量的50%～55%，脂肪的摄入量占30%。总胆固醇的摄入量每天不宜超过300毫克，油炸食品、动物内脏、肥肉等应少吃或不吃。

（4）儿童对于维生素、矿物质的需求量较大，所以应该常吃富含维生素、矿物质的食物，在蔬菜的选择方面，宜选用含糖量少的白菜、菠菜、萝卜等。

（5）适当增加海带、豆皮等富含膳食纤维的食物，并且宜采用少量多餐的方法。

（6）烹调方法宜尽量多样化以提高糖尿病患儿进食的兴趣。

3. 肥胖型糖尿病患者的饮食安排

对于肥胖型糖尿病患者来说，只要体重减下来了，胰岛素的抵抗自然就会有所减轻，血糖也就相应地降下来了，这就要求糖尿病患者的饮食控制要到位。

（1）控制热量的摄入，肥胖型糖尿病患者每天的热量摄入可根据本章第二节中所介绍的公式和方法计算。

（2）糖类的摄入量宜适当减少，每天的主食量宜为150～200克。

（3）较普通的糖尿病患者，肥胖型糖尿病患者的蛋白质摄入量可稍多些，一般占总热能的20%～24%。

（4）限制脂肪的摄入，动物内脏、油炸食物等高胆固醇的食物以及花生、核桃等高油脂的食物应尽量不吃。

（5）尽可能地避免煎、炸等烹调方法，可选择蒸、煮、炖等。

（6）补充一定量的维生素和矿物质。

（7）傍晚和临睡前不要进食太多的食物。

4. 妊娠期糖尿病患者的饮食安排

妊娠期糖尿病患者控制饮食的目的是为母体与胎儿提供足够的热量及营养素，使母体及胎儿能适当地增加体重，符合理想的血糖控制标准，预防妊娠毒血症及减少早产、流产与难产的发生。

（1）妊娠前4个月不需要特别增加热量，但是到了中后期，则要相应地增加一定的热量了，其计算公式为标准体重×（125~147）千焦/千克（体重）。

（2）妊娠期糖尿病患者宜少食多

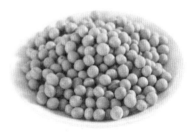

餐，将每天应摄取的食物分为5～6餐，而且要避免晚餐与隔天早餐的时间相距过长，所以睡前可补充一些点心。

（3）应尽量避免加有蔗糖、砂糖、果糖、葡萄糖、冰糖、蜂蜜、麦芽糖之类的含糖饮料及甜食，以避免餐后血糖快速增加。

（4）尽量选择纤维含量较高的主食，如以糙米或五谷饭取代白米饭，使用全谷类面包或馒头等。

（5）妊娠期糖尿病孕妇早晨的血糖值较高，因此早餐淀粉类食物的进食量须适当控制。

（6）如孕前已摄取足够营养，那么妊娠初期不需增加蛋白质摄取量，妊娠中期及后期每天应增加6克和12克蛋白质。所以最好每天喝至少两杯牛奶。

（7）烹调用油以植物油为主，尽量减少油炸、油煎之物，应禁食动物的皮和肥肉等。

（8）常吃些富含叶酸且对血糖影响较小的绿叶蔬菜和豆类等。

5. 更年期糖尿病患者的饮食安排

糖尿病是更年期人群的常见病，饮食控制是治疗的根本措施：

（1）应摄取低热量饮食，主粮的限制可采取递减或骤减的方法，骤减可及时减轻胰岛细胞的负担，一般效果更好些。

（2）如饥饿感强烈，可选食含糖

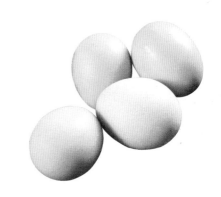

量少的蔬菜充饥。

（3）每日三餐，膳食热量的分配可按早2/5、中午2/5、晚1/5的比例安排食物量。

（4）有条件的患者可采用少量多餐，更有利于减轻每次进餐的糖负荷。

（5）糖和甜食，应在禁食之列。水果要视病情而定，病情不稳定时或严重时不吃；控制得好时可少量吃，且要观察对尿糖血糖的影响，影响明显时，最好不吃。烟、酒等辛辣刺激品也应避免。

（6）可通过粗算法进行饮食控制，普通糖尿病患者每日主食供应量5～8克，副食中蛋白质30～40克，脂肪50克左右。肥胖型糖尿病患者每日主食控制在150～250克，脂肪25克，蛋白质30～60克，此为低糖、低脂饮食。高蛋白饮食适于长期患消耗性疾病的糖尿病患者，每日主副食的蛋白质总量不低于100克。

6. 消瘦型糖尿病患者的饮食安排

部分糖尿病患者体形也不胖，属于消瘦型糖尿病患者，对于这部分的患者，可适当地放宽热量摄入的限制，但是同样需要控制饮食，否则一样会导致血糖失控。

（1）热量的摄入较其他糖尿病患者有所增加，具体热量的计算公式参照本章第二节中介绍的公式和方法。

（2）适当增加蛋白质的摄入，一般以每千克体重1.2~1.5克为宜，且蛋白质的来源选择宜为奶制品、豆制品、瘦肉、禽蛋等。

（3）限制脂肪的摄入，油炸食品、动物内脏、肥肉等高脂肪、高胆固醇的食物应尽量少吃或不吃。

（4）注意餐次的分配，有条件的最好可以做到少量多餐，这样可保证膳食量的充分摄入。

（5）需适当摄入铁等微量元素。

（6）体重对于热量的摄入有着指导性的作用，所以应监测体重，根据体重的变化及时调整饮食，以免影响血糖的控制。

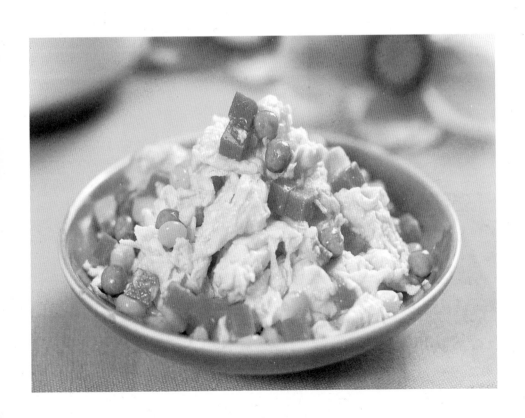

合理摄取三大营养成分，"平衡膳食"

◎糖尿病患者需要科学合理地摄入脂肪、蛋白质、糖三大营养物质，必须清楚地掌握其摄入量。

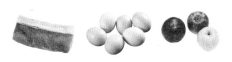

1. 脂肪

糖尿病患者必须控制脂肪的摄入量，尤其是肥胖的糖尿病患者更应严格限制，每日脂肪摄入总量不得超过40克（包括主食与副食中所含的脂肪）。消瘦型患者由于糖类限量，热量供应受到影响，可以适当增加脂肪摄入量。但是，这并不是说脂肪摄入越少越好，因为体内脂肪组织能保护和固定内脏器官，皮下脂肪可以滋润皮肤、防止体温的过度耗散。脂肪还参与维生素吸收、改善食物味道，增加饱腹感等。一般糖尿病患者，每日脂肪摄入量可占总摄入量的20%～30%，即每日40～60克，若按体重计算，不宜超过1克/千克。为预防动脉粥样硬化，最好选用植物油，忌用胆固醇高的动物脂肪。

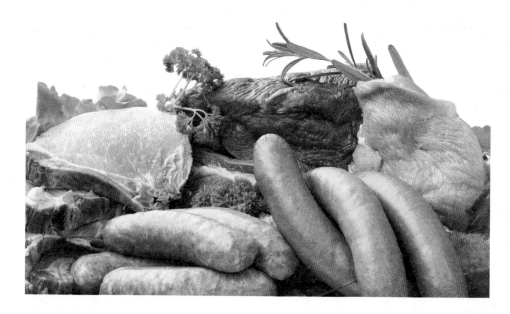

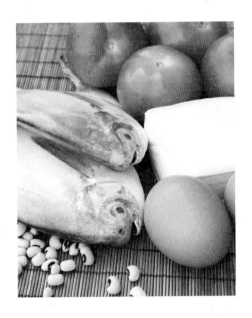

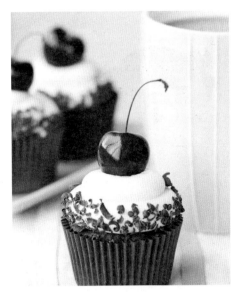

2. 蛋白质

蛋白质可分为动物性蛋白质和植物性蛋白质两种。蛋白质是人体细胞、各组织的重要组成成分，也是人体内酶、激素、抗体的重要原料，对人体的生长发育、组织的修复、细胞的更新等，都起着极为重要的作用。糖尿病患者应尽量多吃植物性蛋白质。一般每日每千克体重应摄入蛋白质1克，但是病情控制不好或消瘦者，可将每日摄入的蛋白质增至每千克体重1.2～1.5克，患者若为儿童，蛋白质的需要量每千克体重为2～3克。妊娠4个月后的糖尿病孕妇患者，每日摄入的蛋白质应比普通糖尿病患者增加15～25克。

3. 糖类

糖类是人体所必不可少的物质，可分为三类，即单糖、双糖、多糖。糖尿病患者应该食用的糖类主要是多糖，多以淀粉的形式存在。淀粉需要经过一定的消化才能转化为单糖，其消化吸收过程较单糖和双糖缓慢，血糖升高过程所需的时间也会延长，正好适应1型糖尿病患者胰岛素释放缓慢的状态，因此可以避免突然的高血糖及后发的低血糖反应。食物中还有一种多糖叫食物纤维。它不能供给热量，但是它可延缓胃的排空以增加饱腹感，还可以刺激胰岛素的释放，促进胆固醇的排出，降低淀粉酶的活性，延缓糖的吸收速度；糖尿病患者食物纤维每日摄入量应不低于25克。

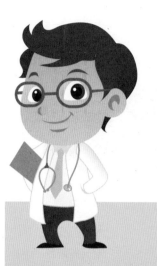

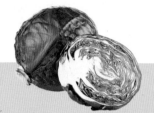

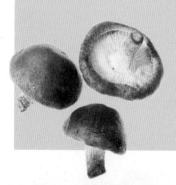

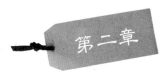

降糖食材
正确饮食有助于糖尿病调理

正确饮食对糖尿病的治疗有着重要意义。掌握正确的饮食疗法，除了谨记在前一章中介绍的饮食诀窍外，还有一个重要的内容，那就是要选合适的食物。食物对于糖尿病治疗的重要性，体现在其可给机体补充足够的能量和营养之余，不少食物的营养成分还有降低血糖、防治糖尿病并发症的作用。本章所列出的食材均适合糖尿病患者食用，并且，文中详细介绍每种食材的食疗作用、搭配宜忌等内容。

谷物、薯类、豆类怎么吃？

◎谷物、薯类、豆类是人体所需能量的主要来源。主要包括以淀粉为主要成分的稻米、小麦、玉米等谷物，以及马铃薯、甘薯等块茎类食物和豆类制品，其中，谷物和块茎类食物也为人们餐桌上主要的食物，称之为主食。

1. 糖尿病患者为什么要吃主食和豆类食物？

主食是人体能量的主要来源，如果摄入的主食过少，那么机体所需的能量就相对缺乏，此时身体必然要动用脂肪和蛋白质来提供能量。其中，脂肪分解会生成脂肪酸，在体内燃烧后释放出能量，而当脂肪酸产生过多时，常伴有酮体生成，容易导致酮症酸中毒。另一方面，体内蛋白质分解，时间长了会使人消瘦、乏力，抵抗力低下，容易出现各种并发症，糖尿病患者尤其要注意。

豆类食品除富含蛋白质、无机盐、维生素之外，在豆油中还有较多的不饱和脂肪酸，既能降低血液中的胆固醇，又能降低血液中的三酰甘油，此外，豆油中所含的谷固醇也有降脂作用。所以常食豆类食品可有效地帮助糖尿病患者预防动脉粥样硬化等心血管并发症。

2. 糖尿病患者怎么吃主食？

糖尿病患者不要过严地控制糖类，糖类应占总热能的50%～60%，每日摄入量为250～300克，肥胖患者为150～200克。谷类是日常生活中热能的主要来源，每50克大米或白面供给的糖类就有约38克。

糖尿病患者在主食的制作过程中要注意以下两点，才有利于降低食物的升糖指数，保持餐后血糖平稳。

（1）用来制作主食的材料以糙米、糙面等为佳，精细食品如精米、精面等应该少吃。

（2）烹调食物的时候，时间不要

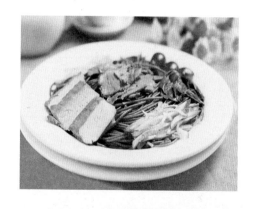

过长，如熬粥，别熬得太烂，熬汤的时间也不宜太长。

3. 糖尿病患者摄入主食应注意的误区

误区一： 主食热量高，不能吃。

析： 主食是人体所需能量的主要来源，建议在总能量控制的前提下，少量多餐食用。

误区二： 粗粮比细粮好，只吃粗粮。

析： 只吃粗粮会加重肠胃的负担，建议粗细粮合理搭配。伴有胃肠疾病、肾病、高尿酸、痛风等的患者应尽量少吃或不吃粗粮。

误区三： 早餐单一，只吃主食。

析： 糖尿病患者应注意营养均衡，建议搭配肉类、蛋类、豆制品、蔬菜等副食。

4. 糖尿病患者宜吃的谷物粮豆类食物

大豆及其制品： 豆油富含不饱和脂肪酸，能降低胆固醇和三酰甘油。

粗杂粮： 如莜麦面、荞麦面、燕麦片、玉米面，均含多种微量元素、B族维生素和食用纤维。经实验证明，它们有延缓血糖升高的作用。有的患者可用玉米面、豆面、白面按2：2：1的比例做成三合面馒头、烙饼、面条，长期食用，除有降糖、降脂的功效外，又能减少饥饿感。

5. 糖尿病患者尽量少吃或不吃的主食

馒头、面包、烙饼、烧饼、绿豆糕、油面筋、挂面、赤豆沙、年糕、粽子、花卷等应少吃。

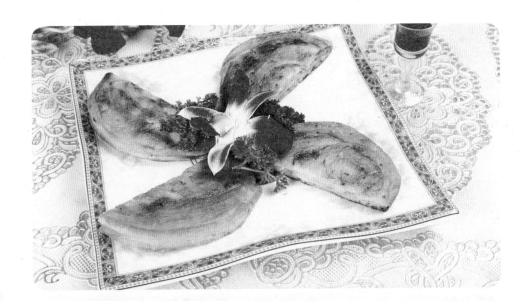

玉米

【别名】苞谷、包谷、珍珠米

【性味归经】性平，味甘。归脾、肺经

【关键词】膳食纤维、谷胱甘肽、镁

玉米富含丰富的不饱和脂肪酸和膳食纤维，有利于降低餐后血糖水平。玉米中含有一种特殊的抗癌物质——谷胱甘肽，它进入人体后可与多种致癌物质结合，使致癌物失去致癌性。

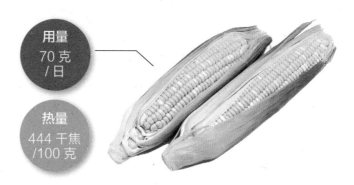

用量
70克
/日

热量
444 千焦
/100 克

选 购 保 存

选购时以颗粒整齐、饱满、无缝隙、色泽金黄、无霉变、表面光亮者为佳。保存时宜去除外皮和毛须，洗净擦干后用保鲜膜包裹置冰箱中冷藏。

温 馨 提 示

吃玉米时应把玉米粒的胚尖全部吃掉，因为玉米的很多营养成分都集中在这里。玉米发霉后会产生致癌物，所以发霉的玉米绝对不能食用。玉米棒可直接煮食。玉米粒可煮粥、炒菜或加工成副食品，煮粥时添加少量碱可释放玉米中过多的烟酸，还可保存营养素。

食疗
作用

玉米有开胃益智、宁心活血、调理中气等功效，还能降低血脂，延缓人体衰老，增强记忆力。适合糖尿病、水肿、足癣、小便不利、腹泻等患者食用。此外，玉米对于眼睛有很好的保护作用。

搭配宜忌

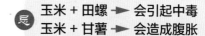

宜　玉米 + 木瓜 ➤ 预防糖尿病
　　玉米 + 鸡蛋 ➤ 防止胆固醇过高

忌　玉米 + 田螺 ➤ 会引起中毒
　　玉米 + 甘薯 ➤ 会造成腹胀

玉米炒蛋

原料

玉米粒、胡萝卜各100克，鸡蛋1个，青豆10克，植物油、盐、淀粉、葱白、葱花各适量

制作

(1) 胡萝卜洗净切粒，与玉米粒、青豆同入沸水中煮熟，捞出沥干；鸡蛋加盐和淀粉调匀。

(2) 起油锅，倒入蛋液，见其凝固时盛出，锅内再放油炒葱白。

(3) 放玉米粒、胡萝卜粒、青豆，炒香时再放蛋块，加盐调味，炒匀盛出时撒入葱花即成。

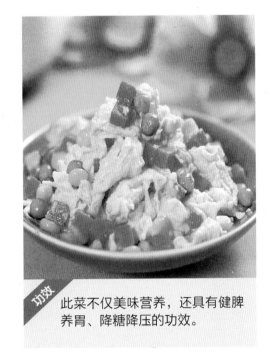

功效 此菜不仅美味营养，还具有健脾养胃、降糖降压的功效。

松子玉米粥

原料

玉米糁120克，松子20克，大枣2颗，盐1克

制作

(1) 将松子剥壳，洗净，备用；大枣洗净。

(2) 将玉米糁、松子、大枣煮至浓稠闻见香味时，加入盐调味，待温即可食用。

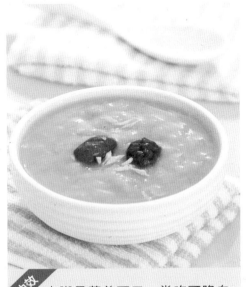

功效 本粥品营养可口，常吃可降血糖、补益气血、滋补脾肾。

小米

【别名】粟米、谷子、黏米

【性味归经】性凉，味甘、咸。归脾、肾经

【关键词】钙、铁、锌、维生素 B₁

小米含有丰富的微量元素，能有效调节血糖。小米中含有的维生素B₁，对糖尿病患者的手、足、视觉神经有保护作用。小米还可缓解神经紧张、压力等。

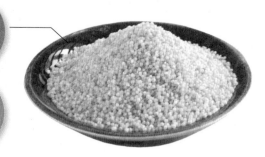

用量
50 克
/ 日

热量
1499 千焦
/100 克

选 购 保 存

购买小米应选择正规商场或较大的超市，宜选择米粒大小、颜色均匀，呈乳白色、黄色或金黄色，有光泽，无虫，无杂质的小米。贮存于低温干燥避光处即可，也可在小米中加入几瓣大蒜，有防虫的作用。

温 馨 提 示

小米是体弱多病者的滋补保健佳品。但不能食用变质或劣质的小米，变质的小米手捻易成粉状，易碎，碎米多，有异味或有霉变气味、酸臭味、腐败味。小米煮粥营养丰富，有"代参汤"之美称。小米宜与动物性食品或豆类搭配，可以提供给人体更完善、全面的营养。

食疗
作用

小米有健脾和胃、清热解渴、助眠等功效。人体对小米的消化吸收率高，小米也是幼儿极佳的营养食品。小米适合脾胃虚弱、反胃呕吐、体虚胃弱、精血受损、食欲缺乏等患者食用，患者、孕妇、失眠者、体虚者、低热者、消化不良者、腹泻者也可食用。

搭配宜忌

宜
小米 + 洋葱 ➡ 生津、降脂、降糖
小米 + 苦瓜 ➡ 清热解暑

忌 小米 + 杏仁 ➡ 使人呕吐、腹泻

小米黄豆粥

原料

小米80克，黄豆40克，盐、葱各适量

制作

(1) 将小米淘洗干净；黄豆洗净，加入清水中浸泡，直至外皮发皱，捞起沥干；葱洗净，切成葱花。

(2) 锅置火上，倒入清水，同时放入小米与黄豆，以大火煮开。

(3) 待煮至浓稠状时，调入盐拌匀，撒上葱花即可食用。

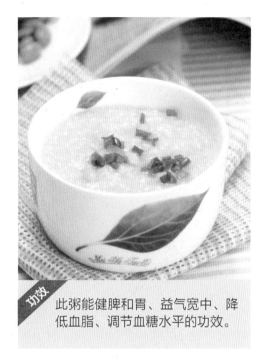

功效 此粥能健脾和胃、益气宽中、降低血脂、调节血糖水平的功效。

功效 南瓜与小米熬粥，具有降血糖、开胃消食、通利肠道的作用。

小米南瓜羹

原料

小米90克，干玉米碎粒40克，南瓜30克，盐少许

制作

(1) 小米、南瓜均洗净，切碎，入沸水中煮熟，取出捣成糊。

(2) 将小米、洗净的玉米碎粒、南瓜糊放入电饭锅内，加清水后开始煮，煮至黏稠时倒出盛入碗内。

(3) 加盐调味即可食用。

薏米

【别名】六谷米、药玉米、薏苡仁

【性味归经】性凉，味甘、淡。归脾、胃、肺经

【关键词】薏米酯、谷固醇、膳食纤维

薏米富含的维生素B$_2$、薏米酯、谷固醇、氨基酸具有降低血糖的作用。薏米中含有的膳食纤维，可促进排便，从而延缓餐后血糖上升。此外，多食薏米还能美容健肤。

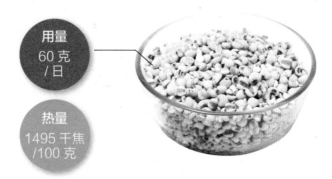

用量
60克
/日

热量
1495 千焦
/100 克

选 购 保 存

选购薏米时，以粒大、饱满、色白、完整者为佳。保存前要筛除薏米中的粉粒、碎屑，以防止生虫或生霉，置于干燥密闭的容器内保存即可。

温 馨 提 示

薏米在煮之前，最好先洗净浸泡数小时，煮时先用大火烧开，再改用小火熬。少量薏米可密封于缸内或坛中。对于已发霉的薏米可用清水洗、蒸后再晒干。需要注意的是，便秘、尿多者及怀孕早期的妇女不宜食用薏米。

食疗作用

薏米具有健脾、补肺、清热、利湿的功效。主要用于辅助治疗腹泻、湿痹、水肿、肠痈、淋浊、白带异常等病症。现代研究证明，薏米还有防癌抗癌的作用，常食能减少肿瘤的发病概率。薏米中还含有丰富的维生素E，常食可消除痤疮、色斑，改善人体的肤色等。

搭配宜忌

宜
薏米 + 香菇 ➡ 可防癌抗癌
薏米 + 腐竹 ➡ 可降低胆固醇

忌 薏米 + 杏仁 ➡ 易引起呕吐

薏米银杏粥

原料

薏米60克，大米50克，银杏10克，枸杞子5克，盐、葱各适量

制作

(1) 大米洗净；薏米用清水泡发洗净；银杏洗净，捣碎；枸杞子洗净；葱洗净，切成葱花。

(2) 锅洗净，置于火上，倒入清水，放入大米、薏米、银杏、枸杞子，大火煮至米粒开花。

(3) 转小火煮至黏稠状，调入盐拌匀，撒上葱花即可食用。

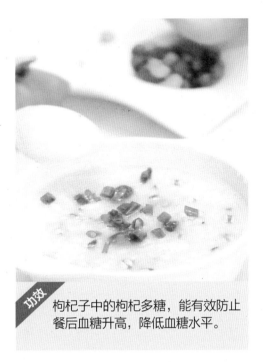

功效 枸杞子中的枸杞多糖，能有效防止餐后血糖升高，降低血糖水平。

薏米黄芪粥

原料

薏米、大米各50克，黄芪8克，盐2克，葱花适量

制作

(1) 大米、薏米均泡发洗净；黄芪洗净切片，备用；葱洗净，切成葱花。

(2) 锅置火上，倒入清水，放入大米、薏米、黄芪，大火煮开。

(3) 转小火煮至黏稠状，调入盐拌匀，撒上葱花拌匀即可。

功效 黄芪具有双向调节血糖的作用，能改善糖耐量异常。

荞麦

【别名】苦荞麦、金荞麦

【性味归经】性寒，味甘，平。归脾、大肠经

【关键词】膳食纤维、黄酮、镁、铬

荞麦含有丰富的黄酮，还含有镁、铬等元素，具有降低血糖的作用。富含的膳食纤维一方面能改善葡萄糖耐量，帮助人体代谢葡萄糖；另一方面能促进排便，从而减缓餐后血糖上升的速度。

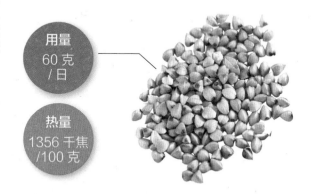

用量
60 克
/日

热量
1356 千焦
/100 克

选 购 保 存

选购时应注意挑选大小均匀、质实饱满、有光泽的荞麦粒。应在常温、干燥、通风的环境中储存。

温 馨 提 示

荞麦对血脂、血糖紊乱的代谢综合征的糖尿病患者来说是不可多得的佳品，但是不可一次食用过多，否则难以消化，脾胃虚寒、胃寒便溏者也不宜食用，否则易动寒气。荞麦的质地较硬，不容易煮熟，建议制作前先洗净，再用清水浸泡数小时。

食疗作用

荞麦能健胃、消积、止汗，能有效辅助治疗胃痛胃胀、消化不良、食欲不振、肠胃积滞、慢性腹泻等病症，其中的烟酸成分能帮助人体代谢葡萄糖，是防治糖尿病的天然佳品。

搭配宜忌

宜
荞麦 + 韭菜 ➡ 可降低血糖
荞麦 + 瘦肉 ➡ 止咳、平喘

忌 荞麦 + 野鸡肉 ➡ 导致营养流失

荞麦凉面

原料

荞麦面150克，黄瓜丝10克，熟牛肉、胡萝卜、花椰菜各30克，香干20克，植物油、盐、淀粉、卤汁各适量

制作

(1) 熟牛肉切片；胡萝卜、香干洗净切片；花椰菜洗净切朵。

(2) 起油锅，放胡萝卜、香干、花椰菜炒香，加卤汁、盐、淀粉炒匀。

(3) 荞麦面沸水中煮熟，捞出过冷水装盘，摆胡萝卜、香干、花椰菜、黄瓜丝，放熟牛肉即可。

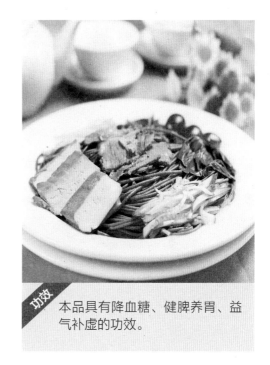

功效 本品具有降血糖、健脾养胃、益气补虚的功效。

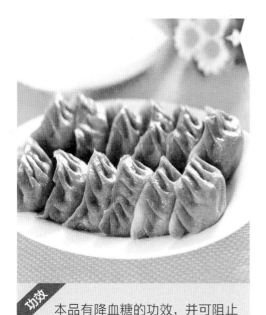

功效 本品有降血糖的功效，并可阻止胆固醇的沉淀，预防心血管疾病。

荞麦蒸饺

原料

荞麦面粉、西葫芦各150克，鸡蛋1个，虾仁碎50克，盐、味精、五香粉、姜末、葱末各适量

制作

(1) 荞麦面粉加水和成面团，擀成面皮；鸡蛋打散入锅炒熟。

(2) 西葫芦洗净切丝，用盐腌一下；西葫芦、鸡蛋、虾仁中加盐、味精、五香粉、姜末、葱末和成馅料。

(3) 取面皮包入适量馅料成饺子形，入锅蒸8分钟至熟即可。

燕麦

【别名】野麦、雀麦。

【性味归经】性温，味甘。归脾、心经

【关键词】水溶性膳食纤维、不饱和脂肪酸

燕麦中含有丰富的水溶性膳食纤维，可以增加胰岛素的敏感性，从而有效平缓餐后血糖上升。燕麦还富含不饱和脂肪酸，可降低血液中的胆固醇含量，预防动脉粥样硬化。

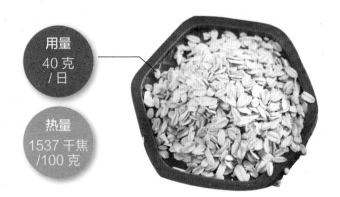

用量
40克
/日

热量
1537 千焦
/100 克

选 购 保 存

应挑选大小均匀、果实饱满、色泽乳黄的燕麦粒。如是燕麦片，应选择颗粒差不多大的，同时最好选择锡纸包装的，不要透明包装的，因为这样的燕麦容易受潮，且有营养的损失。燕麦应密封存放在阴凉干燥处。

温 馨 提 示

燕麦一次食用量不宜过多，否则会导致胃痉挛或者肠胀气，而且食入过多也容易导致滑肠腹泻，孕妇早产、流产等，所以孕妇应忌食。糖尿病患者食用燕麦时，应相应减少主食量。燕麦不宜长时间高温烹煮，否则会导致水溶性维生素被破坏。

食疗作用

燕麦具有健脾、益气、养胃、润肠的功效。燕麦不仅可预防动脉粥样硬化、脂肪肝、糖尿病、冠心病，而且对便秘以及水肿等都有很好的辅助治疗作用。常食用燕麦，还可改善血液循环，缓解生活工作带来的压力。

搭配宜忌

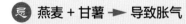

宜 燕麦 + 小麦 ➡ 降血糖、降血压　　忌 燕麦 + 甘薯 ➡ 导致胀气

燕麦小米豆浆

原料

黄豆、燕麦、小米各30克，白糖3克

制作

(1) 先将黄豆、小米用清水泡软，捞出、洗净备用；燕麦洗净，备用。

(2) 将黄豆、燕麦、小米放入豆浆机中，加适量水将其搅打成豆浆，并煮熟。

(3) 滤渣取豆浆汁，再加入白糖调味即可，可依据个人口味添加白糖。

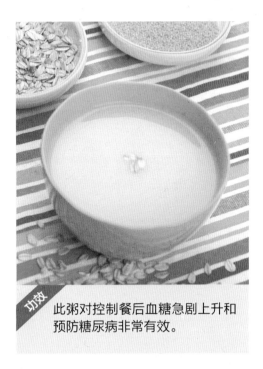

功效 此粥对控制餐后血糖急剧上升和预防糖尿病非常有效。

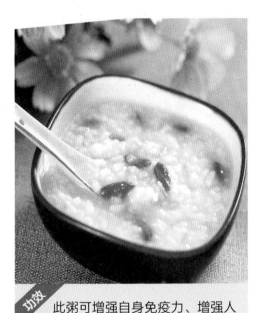

功效 此粥可增强自身免疫力、增强人体的抗病能力、调节血糖。

燕麦枸杞粥

原料

大米100克，燕麦30克，枸杞子10克，盐适量

制作

(1) 将枸杞子、大米、燕麦用水泡发后再洗净。

(2) 将燕麦、大米、枸杞子一起放入锅中，加水煮30分钟至粥成。

(3) 加入少量盐，继续煮至盐溶化即可。

赤豆

【别名】赤小豆、红小豆

【性味归经】性平，味甘、酸。归心、小肠经

【关键词】膳食纤维、维生素E、锌、钾、镁

赤豆含有丰富的膳食纤维，可以促进排便，从而减缓餐后血糖的上升速度。赤豆中还含有大量的维生素E、锌、钾、镁等活性成分，能降低血糖和血脂。

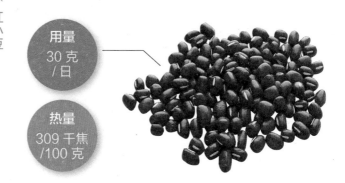

用量
30克
/日

热量
309 千焦
/100 克

选 购 保 存

以豆粒完整、大小均匀、颜色深红、紧实薄皮的赤豆为佳。将拣去杂物的赤豆摊开晒干，装入塑料袋，再放入一些剪碎的干辣椒，扎紧袋口，于干燥处保存。

温 馨 提 示

赤豆配鲤鱼或黄母鸡同食，消肿效果更好，平常也可用赤豆煎汤喝或煮粥食用。但要注意，赤豆有利尿的作用，所以尿频的人不宜多食。赤豆常常混合其他谷类食品食用，如可制成豆沙包、豆饭、豆粥等等。赤豆豆质较硬，不容易熟，建议烹煮前用水浸泡数小时。

食疗
作用

赤豆有消肿、通乳、健脾养胃等功效，还含有较多的皂苷和膳食纤维，能增进食欲，促进胃肠消化吸收，具有良好的润肠通便、降血压、降血脂、调节血糖、防癌抗癌、预防结石、瘦身健美的作用。主治湿热腹泻、水肿、乳汁不通、热淋等症。

搭配宜忌

宜 赤豆＋南瓜 ➡ 润肤、止咳、减肥
赤豆＋鸡肉 ➡ 补肾滋阴、利尿

忌 赤豆＋羊肚 ➡ 致水肿、腹泻

猪骨赤豆粥

原料

猪骨100克，赤豆50克，盐少量

制作

(1) 猪骨收拾干净，剁成块；赤豆淘净，浸泡1小时。

(2) 置锅于火上，放入适量水，水开后放入猪骨，焯烫一下，捞起。

(3) 将猪骨和赤豆一起放入锅内，加清水，用大火煮开，转中火熬煮至粥成，食用时加盐调味即可。

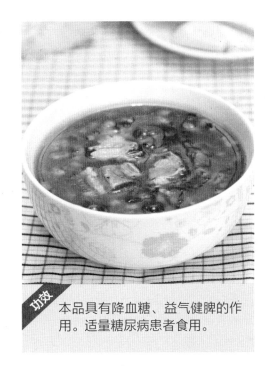

功效 本品具有降血糖、益气健脾的作用。适量糖尿病患者食用。

功效 本品具有降血糖、益气健脾、清热解毒、利尿消肿等作用。

鲫鱼赤豆粥

原料

鲫鱼、大米各50克，赤豆30克，芝麻油、盐、味精、姜丝、醋、葱花各适量

制作

(1) 大米、赤豆洗净，用清水浸泡；鲫鱼处理干净后切小片。

(2) 锅置火上，注入清水，放入大米、赤豆煮至八成熟。

(3) 再放入鱼肉、姜丝煮至粥将成，加盐、味精、醋、芝麻油调匀，撒上葱花便成。

绿豆

【别名】青小豆

【性味归经】性凉，味甘。归心、胃经

【关键词】B族维生素、铁、镁、钾

绿豆含有丰富的B族维生素以及铁、镁、钾等多种营养物质，有降低血糖、生津止渴、消肿利尿等作用，适合糖尿病并发肾病的患者食用，有"济世之食谷"的美称。

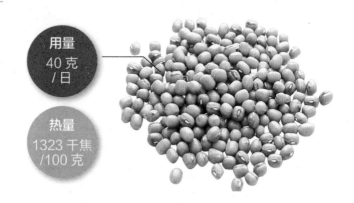

用量 40 克 /日

热量 1323 千焦 /100 克

选 购 保 存

挑选绿豆时可以从外形、颜色等方面加以判断：优质绿豆外皮蜡质，籽粒饱满、均匀，很少破碎，无虫，不含杂质。新鲜的绿豆应是鲜绿色的，老的绿豆颜色会发黄。

温 馨 提 示

未煮烂的绿豆腥味强烈，食后易恶心、呕吐。绿豆也不宜煮得过烂，以免使其中的有机酸和维生素遭到破坏，降低清热解毒作用。服药特别是服温补药时不要吃绿豆食品，以免降低药效。

食疗作用

绿豆可以清心安神、治烦渴、润喉止痛，改善失眠多梦及精神恍惚等现象，还能有效清除血管壁中胆固醇和脂肪的堆积，防止心血管病变。

搭配宜忌

宜
绿豆 + 大米 → 有利于消化吸收
绿豆 + 百合 → 可解渴润燥

忌
绿豆 + 狗肉 → 对健康不利
绿豆 + 羊肉 → 导致肠胃胀气

绿豆玉米粥

原料

绿豆、玉米粒各40克，小米60克，百合15克，胡萝卜30克，白糖少量

制作

(1) 绿豆、小米均泡发洗净；玉米粒洗净；百合洗净切片；胡萝卜洗净切丁。

(2) 锅内倒入清水，放入小米、绿豆煮至开花；加入玉米、胡萝卜、百合同煮至浓稠状，调入白糖拌匀即可。

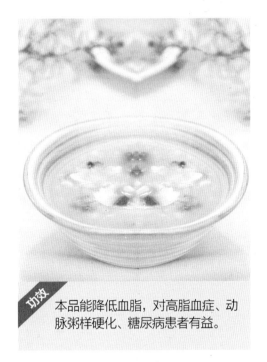

功效 本品能降低血脂，对高脂血症、动脉粥样硬化、糖尿病患者有益。

山药绿豆汤

原料

绿豆100克，山药100克，糖少量

制作

(1) 绿豆泡水至膨胀，沥水后入锅，加水煮沸，再转小火续煮40分钟至绿豆完全软烂，加入糖搅拌至溶化后熄火。

(2) 山药去皮、洗净切丁，入热水中煮熟后捞起，与绿豆汤混合即可食用。

功效 本品有清热消暑、利尿消肿、润喉止咳及明目降压的功效。

黄豆

【别名】大豆、黄大豆

【性味归经】性平，味甘。归脾、大肠经

【关键词】可溶性膳食纤维、不饱和脂肪酸

黄豆中含有大量的可溶性膳食纤维，不仅有润肠通便的功效，还可增强胰岛素的敏感度，从而有效地调节血糖。黄豆中含有的不饱和脂肪酸可降低血脂水平。

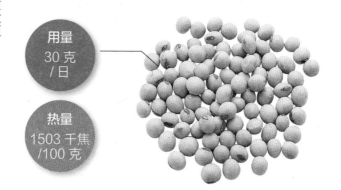

用量
30 克
/ 日

热量
1503 千焦
/100 克

选 购 保 存

购买黄豆时，可以从外形、颜色等方面去判断质量的优劣：颗粒饱满且整齐均匀，无破瓣，无缺损，无虫害，无霉变，无挂丝的为好黄豆；颜色明亮有光泽的是好黄豆。将黄豆晒干，用塑料袋装起来，放在阴凉干燥处保存。

温 馨 提 示

生黄豆含有不利健康的抗胰蛋白酶和凝血酶，所以黄豆不宜生食，夹生黄豆也不宜吃。食用时宜高温煮烂，不宜食用过多，以免影响消化功能而导致腹胀。

食疗作用	黄豆富含大豆卵磷脂，它是大脑的重要组成成分之一，多吃黄豆有助预防老年痴呆症。此外，大豆卵磷脂中的固醇，可增加神经功能和活力。

搭配宜忌

宜
黄豆 + 胡萝卜 → 有助于骨骼发育
黄豆 + 大枣 → 补血、降血脂

忌
黄豆 + 虾皮 → 影响钙的吸收
黄豆 + 核桃 → 导致腹胀

拌萝卜黄豆

原料

胡萝卜300克，黄豆100克，盐、味精、芝麻油各适量

制作

(1) 将胡萝卜削去头、尾，洗净，切成小丁入盘；与黄豆一起入沸水中焯烫后，捞出沥水。

(2) 黄豆和胡萝卜丁加入盐、味精、芝麻油，拌匀即成。

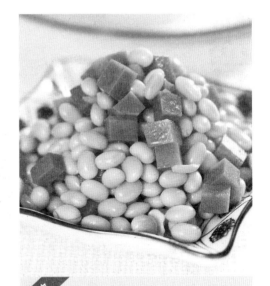

功效 本品能降血脂，还有降压、降糖作用，是糖尿病患者的食疗佳品。

美芹黄豆

原料

芹菜100克，黄豆200克，干辣椒适量，盐、味精、醋、生抽各适量

制作

(1) 芹菜、干辣椒洗净切段；黄豆浸泡。

(2) 锅内入沸水，放芹菜与黄豆焯熟，捞起沥水。干辣椒入油锅中炝香，加盐、味精、醋、生抽拌匀，淋在黄豆、芹菜上。

功效 本品能利尿消肿、平肝降压，还对糖尿病患者的康复有益。

黑豆

【别名】乌豆、黑大豆、稽豆、马料豆

【性味归经】性平，味甘。归心、肝、肾经

【关键词】膳食纤维、维生素E、镁、锌、硒

黑豆中含有大量的膳食纤维，可防治便秘，延缓餐后血糖的上升。黑豆中的维生素E可预防心脑血管并发症。黑豆中含有的镁、钙等营养元素，可以有效地调节血糖。

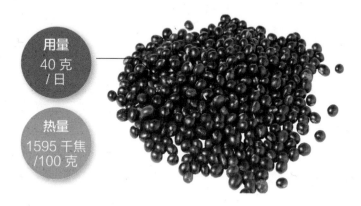

用量
40 克
/ 日

热量
1595 千焦
/100 克

选 购 保 存

挑选黑豆时要以颗粒饱满、不干瘪、外观自然黑为佳。新鲜的黑豆上附有一层白白的霜，掰开，里面为青色。真黑豆的中间有"小白点"，而经过染色的黑豆这个"小白点"会被染颜色。黑豆宜存放在密封罐中，置于阴凉处保存，不要让阳光直射。

温 馨 提 示

黑豆炒熟后，热性大，多食者易上火，故不适宜生吃，尤其是肠胃不好的人会出现胀气现象。储存黑豆要控制好温度，温度是影响黑豆储存的重要因素，一般温度低于16℃为宜。

食疗
作用

黑豆含有丰富的微量元素，如锌、铜、镁、钼、硒、氟等，这些元素能满足大脑的需求而延缓脑机体衰老，能降低血液黏稠度，保持身体功能正常。

搭配宜忌

宜

黑豆 + 牛奶 ➜ 利于维生素的吸收
黑豆 + 谷类 ➜ 营养丰富

忌

黑豆 + 柿子 ➜ 易产生结石
黑豆 + 蓖麻子 ➜ 对身体不利

黑豆豌豆粥

原料

大米70克，黑豆、豌豆各25克，浮萍适量，盐适量

制作

(1) 大米、黑豆均泡发洗净；豌豆洗净；浮萍洗净，加水煮好取汁待用。

(2) 锅置火上，加入清水，放入大米、黑豆、豌豆煮开，再倒入煎煮好的浮萍汁液。待煮至浓稠状调入盐拌匀即可。

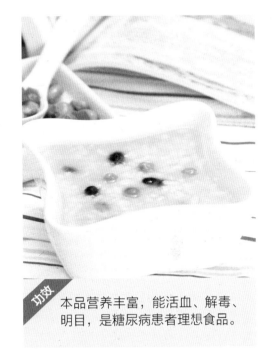

功效 本品营养丰富，能活血、解毒、明目，是糖尿病患者理想食品。

功效 本品能益气健脾，除湿止带，能有效改善糖尿病患者的并发症症状。

怀山黑豆粥

原料

小米60克，薏米30克，黑豆、怀山各50克，葱、盐各适量

制作

(1) 小米、薏米、黑豆均泡发洗净；怀山洗净切丁；葱洗净切成花。

(2) 锅置火上加水，入小米、黑豆、薏米，以大火煮开。加入怀山丁煮至浓稠状，调入盐拌匀，撒上葱花即可。

蔬菜菌菇怎么吃？

◎蔬菜菌菇类食物包括蔬菜和菌藻类食物。蔬菜是指经过烹饪后可以作为菜肴，除了粮食类之外的其他植物。

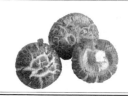

在人们的日常饮食中，蔬菜是必不可少的食物，它除了可提供人体多种维生素和矿物质之外，还具有对各种疾病的预防和保健作用。菌藻类食物包括食用菌和藻类食物。食用菌是指供人类食用的真菌，现在总共有500多个品种，常见的有香菇、金针菇、猴头菇、银耳、黑木耳等。藻类是指无胚并以孢子进行繁殖的低等植物，经常用以食用的有海带、紫菜、发菜等。食用菌和藻类食物最大的特点是低热量，蛋白质、膳食纤维、维生素和微量元素含量非常丰富。

1.为什么糖尿病患者要吃蔬菜菌菇

蔬菜的种类繁多，不同品种的蔬菜所含营养成分不同，其功效也不尽相同，深色蔬菜如南瓜、胡萝卜等，富含萝卜素、维生素B_2，同时含有较多的维生素C、叶酸、钙、磷、钾、镁、铁及膳食纤维。除此以外，蔬菜还可以促进鱼、肉、蛋等所含蛋白质的消化与吸收。蔬菜还有降糖与预防心血管疾病的功效。

菌藻类食物的蛋白质含量与部分动物性食品相当，质量分数20%以上，还含有60%以上人体必需的氨基酸达，氨基酸组成也较合理，并且，菌藻类食物的热量、脂肪含量均很低，非常适合糖尿病患者食用。除此以外，菌藻类食物中的B族维生素和烟酸的含量以及微量元素铁、锌、硒等的含量都非常丰富。

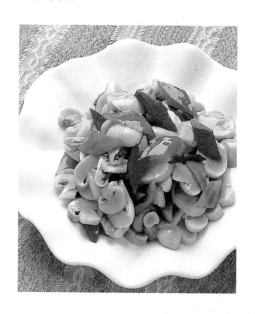

2.糖尿病患者应该怎么吃蔬菜菌菇

不是所有的蔬菜都对糖尿病患者有好处。因为它们含糖类的量各不相同，如白菜（大白菜、小白菜）、菠菜、上海青等叶类蔬菜以及苦瓜、冬瓜、黄瓜、茄子、番茄等瓜类含糖类的量就较低，糖尿病患者吃此类蔬菜，一般为500～600克。但甘薯、马铃薯、山药等薯类及黄豆、青豆、豌豆等豆荚类蔬菜含糖类较高，不宜多吃，必须严格控制好热量的摄入。

糖尿病患者宜经常食用一些菌藻类食物，在保持总热量的情况下，食用量与普通人饮食用量一样即可。但有部分人应禁止食用，如大便不实的人食用木耳容易引起腹泻等不良反应；患有皮肤类疾病的人也不适宜食用香菇等。

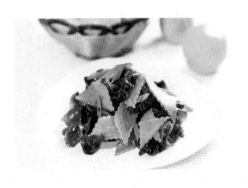

3.糖尿病患者食用蔬菜菌菇的误区

误区一：蔬菜品种过于单一。

析：不同的蔬菜含有的营养成分不同，只有各种蔬菜都吃，才能够保证营养全面。

误区二：蔬菜生吃更健康。

析：部分蔬菜如胡萝卜、白萝卜、番茄、黄瓜等生吃有利于营养成分的保留，但是并非每种蔬菜都适合生吃，如西蓝花、花椰菜、菠菜、竹笋、芥菜、马齿苋等应该煮熟了再吃。

误区三：菌藻类食物入口，百无禁忌。

析：菌藻类食物虽然营养功效高，但是其禁忌也较多，如与田螺同吃，可引起中毒；草菇、金针菇等，肠胃功能不好的人应少吃。

4.糖尿病患者宜吃的蔬菜菌菇

辣椒、南瓜、苦瓜、芦荟、魔芋、冬瓜、洋葱、石刁柏、豆芽、胡萝卜、大白菜、韭菜、黄瓜、白萝卜、茄子、西葫芦、芥蓝、菠菜、苋菜、蕹菜、裙带菜、仙人掌、马齿苋、结球甘蓝、花椰菜、竹笋、蘑菇、口蘑、金针菇、香菇等。

5.糖尿病患者尽量少吃或不吃的蔬菜菌菇

马铃薯、芋、藕、蒜苗等应少食，或者食用后减少相应的主食量。

生菜

【别名】叶用莴笋、鹅仔菜、莴仔菜

【性味归经】性凉，味甘。归心、肝、味经。

【关键词】膳食纤维、钾、钙、铁

生菜富含膳食纤维，能够增加饱腹感，延缓葡萄糖的吸收，还含有钾、钙、铁等矿物质，可降低血糖、减缓餐后血糖上升，对糖尿病引起的心脑血管疾病有食疗作用。

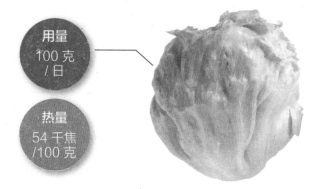

用量
100 克
/ 日

热量
54 千焦
/100 克

| 食疗作用 | 生菜具有清热安神、清肝利胆、养胃的功效。 |

搭配宜忌

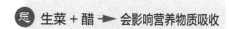

宜 生菜 + 兔肉 ➜ 可促进消化和吸收
生菜 + 沙拉酱 ➜ 可瘦身减肥

忌 生菜 + 醋 ➜ 会影响营养物质吸收

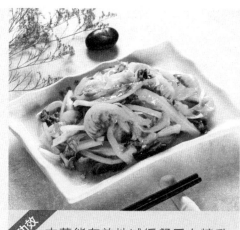

功效 本菜能有效地减缓餐后血糖升高，防治动脉粥样硬化等并发症。

▌ 蒜蓉生菜

原料

生菜500克，蒜蓉10克，植物油、盐、味精、鸡精各适量

制作

(1) 锅中注水，加盐、植物油，下生菜汆水，捞出用冷水冲凉。

(2) 油锅烧热，下入蒜蓉炒香后，下入生菜、盐、味精、鸡精。炒熟后起锅装入盘内即可。

菠菜

【别名】赤根菜、鹦鹉菜、波斯菜

【性味归经】性凉，味甘、辛。归大肠、胃经

【关键词】膳食纤维

菠菜富含膳食纤维，能清除胃肠有害毒素，加速胃肠蠕动，帮助消化，预防便秘。菠菜中还含有一种类似胰岛素的物质，能够调节血糖，保持体内血糖的平衡。

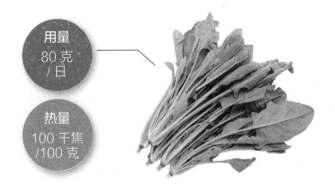

用量
80 克
/ 日

热量
100 千焦
/100 克

食疗作用 菠菜可以促进肠管蠕动，促进生长发育，增强抗病能力。

搭配宜忌

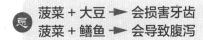

宜　菠菜 + 胡萝卜 ➡ 保持心血管畅通
　　菠菜 + 鸡蛋 ➡ 预防营养不良

忌　菠菜 + 大豆 ➡ 会损害牙齿
　　菠菜 + 鳝鱼 ➡ 会导致腹泻

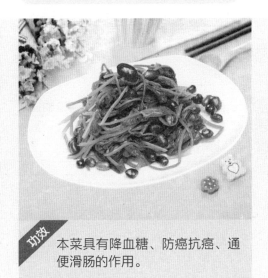

功效 本菜具有降血糖、防癌抗癌、通便滑肠的作用。

花生拌菠菜

原料

菠菜300克，花生米50克，盐、味精、芝麻油、植物油各适量

制作

(1) 将菠菜去根洗净，入开水锅中氽熟后捞出；花生米洗净。

(2) 起油锅，下入花生米炸熟，加入菠菜，拌炒，加入盐、味精拌匀，淋芝麻油即可。

芹菜

【别名】蒲芹、香芹

【性味归经】性凉，味甘、辛。归肺、胃经

【关键词】芹菜碱、膳食纤维、甘露醇

芹菜含有丰富的膳食纤维，能防止餐后血糖上升过快，还能促进胃肠蠕动，预防便秘。芹菜中所含的芹菜碱和甘露醇等活性成分，有降低血糖的作用。

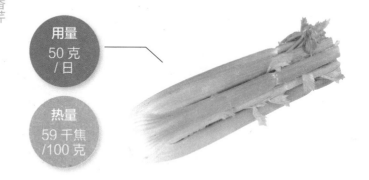

用量
50 克
/日

热量
59 千焦
/100 克

| 食疗作用 | 芹菜具有清热除烦、平肝降压、利水消肿、凉血止血的功效。 |

搭配宜忌

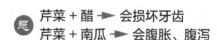

宜
芹菜 + 番茄 → 可降低血压
芹菜 + 牛肉 → 可增强免疫

忌
芹菜 + 醋 → 会损坏牙齿
芹菜 + 南瓜 → 会腹胀、腹泻

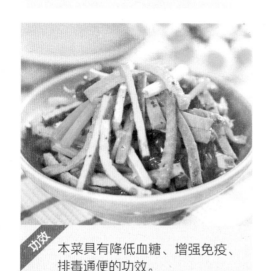

功效 本菜具有降低血糖、增强免疫、排毒通便的功效。

芹菜炒香干

原料

香干300克，芹菜200克，植物油4毫升，干辣椒、姜末、蒜末、盐、味精各适量

制作

(1) 香干洗净切条；芹菜洗净切段；干辣椒洗净，剪成小段。

(2) 油爆姜末、蒜末、干辣椒段，放香干、芹菜炒匀。

(3) 加盐、味精调味，炒熟即可。

黄瓜

〔别名〕胡瓜、青瓜

〔性味归经〕性凉，味甘。归肺、胃、大肠经

〔关键词〕丙醇二酸、低糖

黄瓜中含有一种叫丙醇二酸的物质，能抑制身体中的糖类物质转化成脂肪，而且黄瓜的含糖量极低，含水量非常高，所以黄瓜是肥胖型糖尿病患者的理想食材。

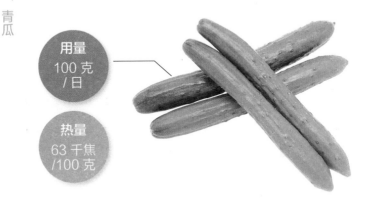

用量
100克
/日

热量
63千焦
/100克

食疗作用　黄瓜具有除湿、利尿、降脂、镇痛、促消化的功效。

搭配宜忌

宜
黄瓜 + 蜂蜜 ➡ 润肠通便
黄瓜 + 醋 ➡ 开胃消食

忌
黄瓜 + 番茄 ➡ 影响维生素吸收
黄瓜 + 花生 ➡ 导致腹泻

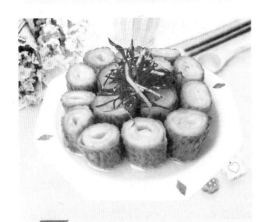

功效　本菜具有清热解暑、降糖降脂、减肥瘦身的功效。

脆皮黄瓜卷

原料

黄瓜500克，芝麻油2毫升，白醋、盐、干辣椒丝、姜丝各适量

制作

(1) 黄瓜洗净切段，去皮，削成一黄瓜皮，卷回原形装盘。

(2) 所有调料一起放进碗里搅拌均匀，调成汁，再淋在黄瓜卷上面即可。

苦瓜

【别名】凉瓜、癞瓜

【性味归经】性寒，味苦。归心、肝、脾、胃经

【关键词】苦瓜皂苷

苦瓜中含有的苦瓜皂苷有快速降糖、调节胰岛素的功能，能修复β细胞、增加胰岛素的敏感性，还能预防和改善并发症，调节血脂，提高免疫力。

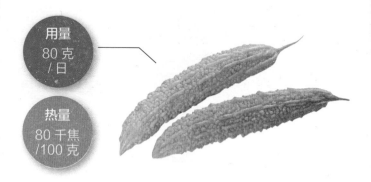

用量
80 克
/ 日

热量
80 千焦
/100 克

食疗作用　苦瓜有清暑除烦、清热消暑、解毒、明目、益气壮阳的功效。

搭配宜忌

宜　苦瓜 + 猪肝 ➡ 补肝明目
　　苦瓜 + 洋葱 ➡ 增强免疫

忌　苦瓜 + 排骨 ➡ 阻碍钙的吸收
　　苦瓜 + 豆腐 ➡ 容易引起结石

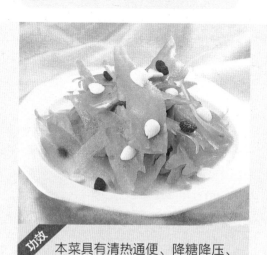

功效　本菜具有清热通便、降糖降压、止咳化痰、提神健脑的功效。

杏仁拌苦瓜

原料

苦瓜250克，杏仁50克，枸杞子10克，芝麻油、盐、鸡精各适量

制作

(1) 苦瓜剖开，去瓤，洗净切薄片，放入沸水中焯断生，捞出沥干。

(2) 杏仁掰成两瓣，用开水烫熟。

(3) 将芝麻油、盐、鸡精与苦瓜拌匀，撒杏仁、枸杞子即可。

冬瓜

【别名】白瓜、白冬瓜、枕瓜

【性味归经】性凉，味甘。归肺、大肠、小肠

【关键词】丙醇二酸、低热量

冬瓜中含有的丙醇二酸，能抑制糖类转化为脂肪，可预防人体内的脂肪堆积，具有减肥、降脂的功效，而且冬瓜所含的热量极低，尤其适合糖尿病、肥胖症等患者。

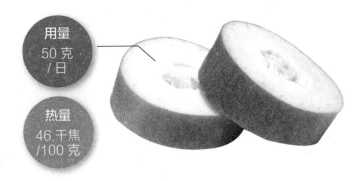

用量
50 克
/ 日

热量
46 千焦
/100 克

食疗作用　冬瓜具有清热解毒、利水消肿、减肥美容的功效。

搭配宜忌

宜
冬瓜 + 海带 → 可降低血压
冬瓜 + 鳖 → 可润肤、明目

忌
冬瓜 + 鲫鱼 → 导致身体脱水
冬瓜 + 醋 → 降低营养价值

▌冬瓜竹笋汤

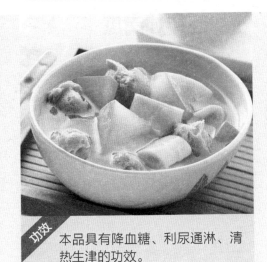

功效　本品具有降血糖、利尿通淋、清热生津的功效。

原料

素肉30克，冬瓜片200克，竹笋丝100克，芝麻油4毫升，盐适量

制作

(1) 素肉块放入清水中浸泡至软化，取出挤干水分。

(2) 锅中注水，以大火煮沸，加入所有材料小火煮沸，加入芝麻油、盐，至熟后关火。

南瓜

【别名】麦瓜、倭瓜、金冬瓜

【性味归经】性温，味甘。归脾、胃经

【关键词】果胶纤维素、钴

南瓜中含有大量的果胶纤维素，可使肠胃对糖类的吸收减慢，并改变肠蠕动的速度，减缓饭后血糖的升高。南瓜中的钴能促进胰岛素分泌，从而降低血糖。

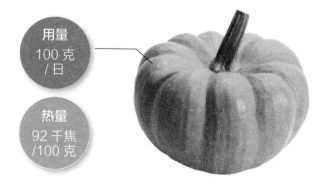

用量
100 克 / 日

热量
92 千焦 /100 克

食疗作用 南瓜有润肺益气、化痰、消炎止痛、驱虫解毒、止喘的作用。

搭配宜忌

宜
南瓜 + 牛肉 ➡ 补脾健胃
南瓜 + 绿豆 ➡ 清热解毒

忌
南瓜 + 羊肉 ➡ 发生足癣
南瓜 + 鲤鱼 ➡ 引起中毒

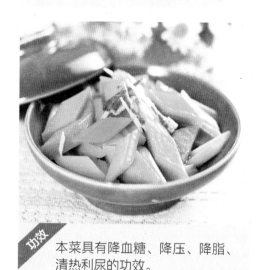

功效 本菜具有降血糖、降压、降脂、清热利尿的功效。

西芹炖南瓜

原料

西芹150克，南瓜200克，姜片、葱段、盐、味精各适量

制作

(1) 西芹取茎洗净，切片；南瓜洗净，去皮、去瓤，切片。

(2) 西芹片、南瓜片焯水后捞出，装砂锅，加水炖5分钟，加姜片、葱段、盐、味精拌匀即可。

丝瓜

【别名】布瓜、绵瓜、絮瓜

【性味归经】性凉，味甘。归肝、胃经

【关键词】膳食纤维、丝瓜苦味质、瓜氨酸

丝瓜含有丰富的膳食纤维、丝瓜苦味质、瓜氨酸、皂苷等成分，能减少肠对葡萄糖的吸收，控制餐后血糖升高，而且丝瓜所含的热量很低，适合糖尿病患者食用。

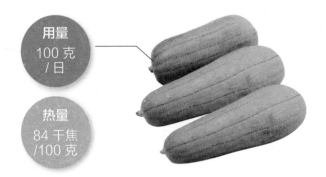

用量
100 克
/日

热量
84 千焦
/100 克

食疗作用 丝瓜有清暑凉血、解毒通便、祛风化痰、润肌美容等作用。

搭配宜忌

宜
丝瓜 + 毛豆 ➡ 增强免疫力
丝瓜 + 鸡肉 ➡ 清热利肠

忌
丝瓜 + 菠菜 ➡ 引起腹泻
丝瓜 + 芦荟 ➡ 引起腹泻

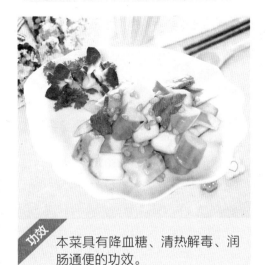

功效 本菜具有降血糖、清热解毒、润肠通便的功效。

▌松子炒丝瓜

原料

丝瓜300克，胡萝卜50克，松子50克，植物油4毫升，盐、鸡精各适量

制作

(1) 丝瓜去皮洗净，切块；胡萝卜洗净，切片；松子洗净。

(2) 锅中注油烧热，入松子炒香，放入丝瓜、胡萝卜一起翻炒。

(3) 加盐、鸡精调味，装盘即可。

白萝卜

【别名】莱菔、罗菔

【性味归经】性凉，味辛、甘。归肺、胃经

【关键词】钾、香豆酸

白萝卜含有丰富的钾元素，能有效预防高血压。白萝卜还富含香豆酸等活性成分，能够降低血糖、胆固醇，促进脂肪代谢，适合糖尿病并发肥胖症的患者食用。

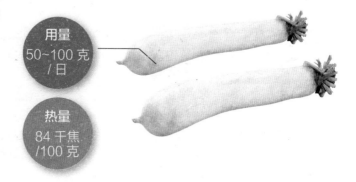

用量
50~100 克
/ 日

热量
84 千焦
/100 克

| 食疗作用 | 白萝卜能促进新陈代谢、增强食欲、化痰清热、帮助消化、化积滞。 |

搭配宜忌

宜　白萝卜 + 紫菜 ➡ 清肺热、治咳嗽
　　白萝卜 + 金针菇 ➡ 治消化不良

忌　白萝卜 + 蛇肉 ➡ 引起中毒
　　白萝卜 + 黑木耳 ➡ 引发皮炎

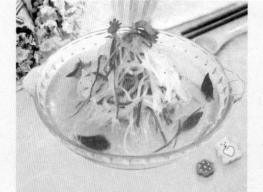

功效　本菜具有降糖降脂、稳定血压、养心润肺、消食化积等功效。

鸡汤白萝卜丝

原料

白萝卜200克，胡萝卜100克，红椒、植物油、盐、芫荽、鸡汤各适量

制作

(1) 将白萝卜和胡萝卜洗净，去皮，切丝；红椒去蒂洗净，切片。

(2) 起油锅，放白萝卜丝、胡萝卜丝、红椒炒匀，加盐、鸡汤煮熟装盘，芫荽叶点缀即可。

胡萝卜

【别名】红萝卜、金笋、丁香萝卜

【性味归经】性平，味甘、涩，归心、肺、脾经

【关键词】维生素A

胡萝卜中含有丰富的维生素A，维生素A是构成视网膜的感光物质——视色素的成分之一，胡萝卜素缺乏，会导致视力降低，因此胡萝卜适合糖尿病并发视网膜疾病的患者食用。

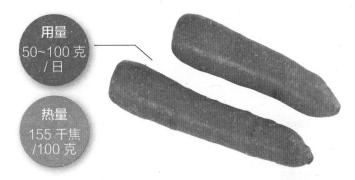

用量
50~100 克
/日

热量
155 千焦
/100 克

食疗作用	胡萝卜健脾和胃、补肝明目、清热解毒、壮阳补肾、透疹、降气止咳。

搭配宜忌

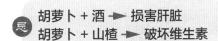

宜
胡萝卜 + 芫荽 ➡ 开胃消食
胡萝卜 + 绿豆芽 ➡ 排毒瘦身

忌
胡萝卜 + 酒 ➡ 损害肝脏
胡萝卜 + 山楂 ➡ 破坏维生素

胡萝卜炒豆芽

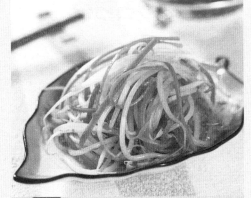

功效
本菜具有降糖降压、排毒瘦身、利尿通便的功效。

原料

胡萝卜200克，黄豆芽200克，橄榄油4毫升，盐、鸡精、醋各适量

制作

(1) 将胡萝卜洗净，切丝；黄豆芽洗净。

(2) 起锅，下入橄榄油烧热，放入胡萝卜、黄豆芽炒至八成熟，加入盐、鸡精、醋炒匀即可。

洋葱

【别名】玉葱、葱头、洋葱头

【性味归经】性温，味甘、微辛。归肝、脾经

【关键词】类似降血糖药甲磺丁脲样有机物

洋葱中含有一种甲磺丁脲类似物质，并能在人体内生成有强力利尿作用的皮苦素，能起到良好的降糖效果。洋葱的挥发油中还含有降低胆固醇的物质，能预防心血管疾病。

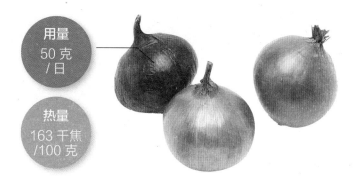

用量
50 克
/ 日

热量
163 千焦
/100 克

食疗作用　洋葱具有散寒、健胃、发汗、祛痰、杀菌、抗癌等功效。

搭配宜忌

宜　洋葱 + 红酒 ➡ 降压降糖
　　洋葱 + 鸡肉 ➡ 延缓衰老

忌　洋葱 + 蜂蜜 ➡ 会伤害眼睛

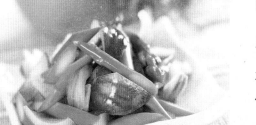

功效　本菜具有降糖降压、滋阴利尿、消炎杀菌的功效。

洋葱炒石刁柏

原料

石刁柏200克，洋葱150克，植物油4毫升，盐、味精各适量

制作

(1) 将石刁柏洗净，切成斜段，焯水后捞出；洋葱洗净，切片。

(2) 另起锅，注油烧热，下入洋葱爆香，再下入石刁柏稍炒，最后下入盐、味精，炒匀即可。

茄子

【别名】茄瓜、白茄、紫茄

【性味归经】性凉，味甘。归脾、胃、大肠经

【关键词】维生素P、皂苷

茄子中所含的维生素P，能增强毛细血管的弹性，防止微血管破裂出血。茄子还富含皂苷，能有效控制血糖的上升，适合糖尿病引起的视网膜出血的患者食用。

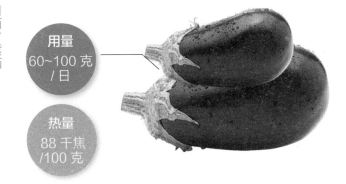

用量
60~100克
/日

热量
88千焦
/100克

食疗作用 | 茄子具有活血化瘀、清热消肿、宽肠之效。

搭配宜忌

宜
茄子 + 猪肉 ➤ 维持血压稳定
茄子 + 黄豆 ➤ 通气、顺肠

忌
茄子 + 蟹 ➤ 伤寒肠胃
茄子 + 墨鱼 ➤ 对健康不利

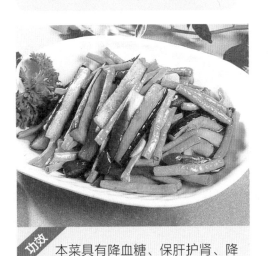

功效
本菜具有降血糖、保肝护肾、降压降脂的功效。

茄子炒豆荚

原料

茄子、豆荚各200克，辣椒适量，植物油4毫升，盐、味精、酱油各适量

制作

(1) 将茄子、辣椒洗净，切段；豆荚洗净，撕去荚丝，切段。

(2) 起油锅，放辣椒段爆香，下茄子段、豆荚段，大火煸炒，加盐、味精、酱油调味，炒匀即可。

番茄

【别名】西红柿、番李子、洋柿子

【性味归经】性凉，味甘、酸。归肺、肝、胃经

【关键词】西红柿碱、红浆果素、葫芦巴碱

番茄中富含番茄碱、谷胱甘肽、红浆果素、葫芦巴碱等成分，能有效降低血糖，而且番茄所含的脂肪、糖分、热量都很低，适合糖尿病患者及肥胖者食用。

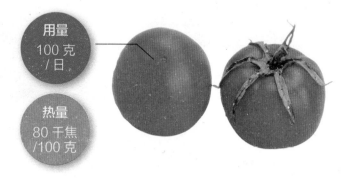

用量
100 克
/ 日

热量
80 千焦
/100 克

| 食疗作用 | 番茄健胃消食、生津止渴、清热解毒、凉血平肝。 |

搭配宜忌

宜　番茄 + 芹菜 ➜ 降压、健胃消食
　　番茄 + 蜂蜜 ➜ 补血养颜

忌　番茄 + 甘薯 ➜ 引起呕吐
　　番茄 + 虾 ➜ 对健康不利

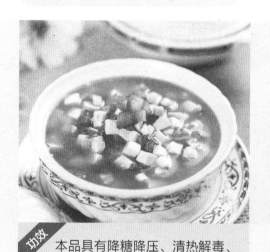

功效　本品具有降糖降压、清热解毒、养心润肺的功效。

▌番茄豆腐汤

原料

豆腐150克，番茄250克，橄榄油、盐、味精、淀粉、葱花各适量

制作

(1) 将豆腐洗净切粒；番茄洗净，入沸水烫后，切粒，豆腐重加番茄、盐、味精、淀粉拌匀。

(2) 锅中注油烧热，倒入豆腐、番茄，炒香，撒葱花即可。

银耳

【别名】白木耳、雪耳

【性味归经】性平，味甘。归肺、胃、肾经

【关键词】矿物质、膳食纤维、低热量

银耳含有钙、镁、钾、铁、磷等多种矿物质，有助于控制血糖升高，而且银耳所含的热量很低，又含有丰富的膳食纤维，能够有效地延缓血糖上升，这是糖尿病患者的理想食物。

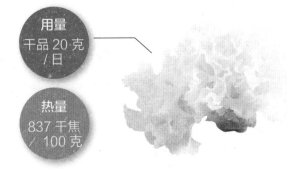

用量
干品20克/日

热量
837千焦/100克

| 食疗作用 | 银耳具有滋补生津、润肺养胃的功效。 |

搭配宜忌

宜
银耳 + 莲子 ➡ 滋阴润肺
银耳 + 鹌鹑蛋 ➡ 健脑强身

忌
银耳 + 菠菜 ➡ 破坏维生素C
银耳 + 蛋黄 ➡ 不利于消化

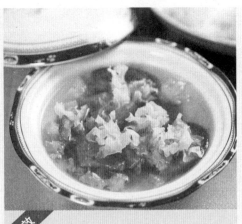

功效 本品具有清热生津、止消渴、降血压、养心润肺的功效。

银耳番茄汤

原料

银耳40克，番茄200克

制作

(1) 将银耳用温水泡发，去杂质洗净，撕碎；番茄洗净，切块。

(2) 在锅内加适量水，放入银耳、番茄块，大火煮沸即成。

肉禽蛋奶怎么吃?

◎ 肉禽蛋奶包括肉类食物和蛋奶类食物,其中肉类食物是指动物的可食部分。人类食用较多的是禽肉和畜肉,其中禽肉主要有鸡、鸭、鹅、鸽等,畜肉则以猪、牛、羊、兔为代表,蛋奶类食物指的是鸡蛋、鸭蛋、牛奶、羊奶等。

1. 糖尿病患者为什么要多吃肉禽蛋奶?

蛋白质是生命的基础,是构成各组织器官的重要成分,同时还有修复、再生细胞,提供能量,调节生理功能,增强抵抗力的功效。糖尿病患者体内的蛋白质代谢紊乱,合成受阻,对蛋白质的需求量比一般人要高,所以糖尿病患者需进食高蛋白饮食。

蛋白质的主要来源有植物类食物和动物类食物。植物类食物的蛋白质含量较丰富,但是其氨基酸成分不够全面。而动物类食物提供的蛋白质是完全蛋白质,可提供人体所需的全部

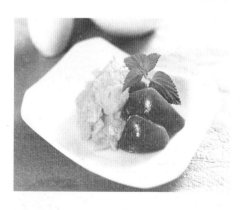

种类的氨基酸,且易被人体消化、吸收和利用。所以,糖尿病患者应多食动物类食物。

2. 糖尿病患者怎么吃肉类食品?

糖尿病患者通过肉类食物可获取丰富的蛋白质,但是,肉类食物脂肪含量高,热量也较高,过多食用容易使人肥胖,不利于血糖的控制。而且,肉类食物所含的饱和脂肪酸容易使糖尿病患者出现高血压、冠心病等慢性并发症。所以,糖尿病患者应控制好肉类食物的摄取量,每天摄取100~150克为宜。此外,糖尿病患者还可以通过食用牛奶、鸡蛋、豆腐等方式获取蛋白质。

肉类的制作方法很有讲究,如鸽肉,其鲜嫩味美,可做粥,也可炖、烤、炸等,清蒸或熬汤能最大限度地保存其营养成分。而对于猪、牛、羊、鸡、鸭等,不同部位各具不同的营养价值,也有不同的制作方法。例如,鸡胸肉可蒸熟或煮烂,与蔬菜做

成各种沙拉，而鸡翅肉少皮多，质地鲜嫩，爽而不腻，不论蒸、烧、烤、炸都非常美味。糖尿病患者在选择肉类的制作方法时，应尽量避免烤、炸等方法，多选用清蒸或炖的烹饪方法，选用植物油调味。

3. 糖尿病患者应注意的食用肉类食品的误区

误区一： 肉类不含糖，多吃无妨。

析： 肉类虽含糖很少，但是其脂肪含量较多，多吃不利于糖尿病病情的控制，并且容易引发并发症。

误区二： 汤熬越久，越有营养。

析： 汤被长时间地熬煮，一方面许多营养素遭到破坏，另一方面还会使糖分指数升高，长期饮用这类汤对身体并无益处。

误区三： 浓汤营养高。

析： 浓汤的嘌呤含量高，会加重肝和肾脏的负担；且浓汤油脂、糖分均高，饮用后易引起血糖升高。

4. 糖尿病患者宜吃的肉食

炖柴鸡、炖鸽肉、猪胰、清蒸雉肉、炖乌鸡、清炖鹌鹑、清蒸兔肉、炖鸭肉、炖鹅肉、酱驴肉、炖狗肉、牛蹄筋、鸡胗。

5. 糖尿病患者应尽量少吃或不吃的肉食

扒鸡、清蒸猪肉、煨牛肉、猪肚、羊肚、牛肚、羊肝、牛肝、鹅肝、猪腰、羊腰、牛腰、猪心、鸡心、猪肺、猪蹄等应尽量少吃。

午餐肉、香肠、猪肉松、火腿、牛肉干、炸鸡、羊肉、猪脑、羊脑、牛脑尽量不吃。

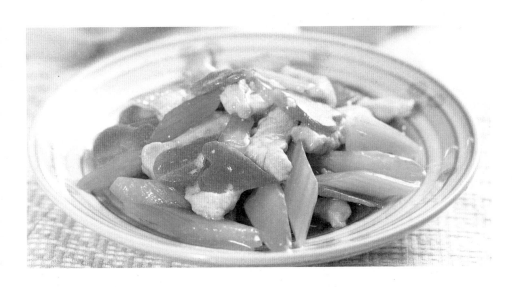

鸡肉

【别名】家鸡肉

【性味归经】性平、温，味甘。归脾、胃经

【关键词】蛋白质

鸡肉含有丰富的优质蛋白，且容易被人体吸收，而糖尿病患者蛋白质的消耗量比正常人要快，所以鸡肉是糖尿病患者良好的蛋白质来源。而且鸡肉营养丰富，有良好的滋补作用，尤其适合体虚的糖尿病患者食用。

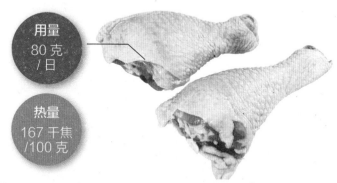

用量
80 克
/日

热量
167 千焦
/100 克

食疗作用 鸡肉具有温中益气、补精添髓、益五脏、补虚损、健脾胃、强筋骨的功效。

搭配宜忌

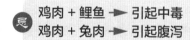

宜
鸡肉 + 人参 ➡ 生津止渴
鸡肉 + 黑木耳 ➡ 降压降脂

忌
鸡肉 + 鲤鱼 ➡ 引起中毒
鸡肉 + 兔肉 ➡ 引起腹泻

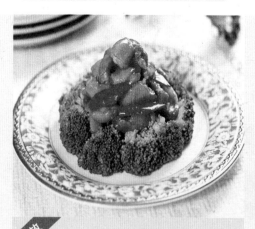

功效 本菜具有降血糖、增强免疫、防癌抗癌的作用。

▌碧绿鸡软骨

原料

鸡软骨150克，西蓝花、红椒片、姜片、植物油、盐、料酒、酱油各适量

制作

(1) 西蓝花洗净切块后焯水；鸡软骨中加盐、料酒、酱油腌渍入味，下锅炸至金黄色，捞出。

(2) 油爆姜片、红椒片，下鸡软骨炒熟，装盘，西蓝花摆盘边。

鸡蛋

【别名】鸡卵、鸡子

【性味归经】性平，味甘。归脾、胃经

【关键词】蛋白质、卵磷脂、维生素A

鸡蛋中富含蛋白质和卵磷脂，卵磷脂有抑制血小板凝聚和防止血栓形成的作用，还有保护血管壁、防止动脉硬化的功效，糖尿病患者经常食用，可预防糖尿病性高血压、动脉硬化、脑卒中等症。

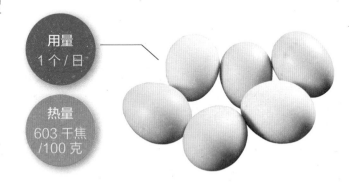

用量
1个/日

热量
603千焦
/100克

食疗作用　鸡蛋有益精补气、润肺利咽、清热解毒的功效。

搭配宜忌

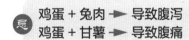

宜　鸡蛋 + 番茄 ➡ 预防心血管疾病
　　鸡蛋 + 大豆 ➡ 降低血脂

忌　鸡蛋 + 兔肉 ➡ 导致腹泻
　　鸡蛋 + 甘薯 ➡ 导致腹痛

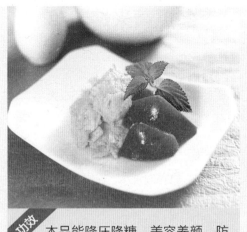

功效　本品能降压降糖、美容养颜、防癌抗癌、益气补虚。

番茄炒鸡蛋

原料

番茄200克，鸡蛋2个，橄榄油8毫升，盐适量

制作

(1) 将番茄洗净，切块；取鸡蛋打入碗内，加入少量盐搅匀。

(2) 起油锅，倒入鸡蛋，炒成散块盛出。另起油锅，放入番茄炒匀，放入鸡蛋，加盐炒匀即成。

鸭肉

【别名】鹜肉、家凫肉、扁嘴娘肉、白鸭肉

【性味归经】性寒，味甘、咸。归脾、肺、肾经

【关键词】蛋白质、不饱和脂肪酸、维生素E

鸭肉含丰富的蛋白质、B族维生素和维生素E，以及钾、锌、镁、铜等多种矿物质，可降血糖。鸭肉所含的脂肪较少，且多为不饱和脂肪酸，常食可防治由糖尿病引发的心血管疾病。

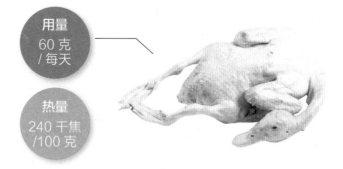

用量
60克
/每天

热量
240千焦
/100克

食疗作用　鸭肉具有养胃滋阴、清肺解热、大补虚劳、利水消肿之功效。

搭配宜忌

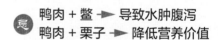

宜　鸭肉 + 白菜 ➡ 促进胆固醇的代谢
　　鸭肉 + 豆豉 ➡ 降低体内脂肪含量

忌　鸭肉 + 鳖 ➡ 导致水肿腹泻
　　鸭肉 + 栗子 ➡ 降低营养价值

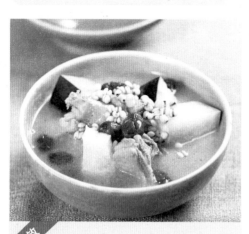

功效　此菜具有降血糖、健脾祛湿、补虚强身的功效。

冬瓜薏米炖老鸭

原料

冬瓜块、鸭肉块各200克，大枣、薏米、姜片、盐、芝麻油、植物油各适量

制作

(1) 将鸭肉氽水，捞出洗净；油爆姜片，放入鸭肉炒香，盛入砂锅。

(2) 放入姜片、大枣、薏米、水，炖约1小时，放入冬瓜炖熟，加盐，淋入芝麻油拌匀即可。

豆浆

【别名】豆腐浆

【性味归经】性平，味甘。归心、脾、肾经

【关键词】大豆皂苷、含钙、铁、锌等

豆浆富含大豆皂苷，不含胆固醇，可有效降低人体胆固醇及抑制体内脂肪发生过氧化现象，可有效控制血糖、血脂，此外，它还富含钙、铁、磷、锌、硒等矿物元素及多种维生素，对糖尿病患者大有益处。

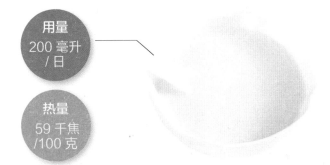

用量
200 毫升
/ 日

热量
59 千焦
/100 克

食疗作用　豆浆具有清火润肠、降脂降糖、增强免疫等功效，高血压、糖尿病、冠心病、便秘、动脉硬化等患者可常食。

搭配宜忌

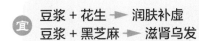

宜　豆浆 + 花生 ➡ 润肤补虚
　　豆浆 + 黑芝麻 ➡ 滋肾乌发

忌　豆浆 + 红糖 ➡ 破坏营养成分

▌黑豆玉米须燕麦豆浆

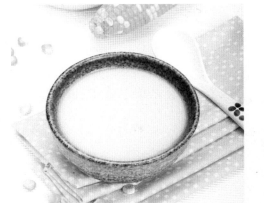

功效　本品具有促进胰岛素分泌，降低血糖的功效。

原料

黑豆40克，燕麦20克，玉米须10克

制作

(1) 将黑豆、燕麦用清水泡软，捞出洗净；玉米须洗净，剪碎。

(2) 将上述材料一起放入豆浆机中，加水至上下水位线之间，搅打成豆浆；烧沸后，滤去渣即可饮用。

牛奶

【别名】牛乳

【性味归经】性平，味甘。归心、肺、肾、胃经

【关键词】钙、镁

牛奶中富含钙、镁等矿物质，能有效控制血糖上升，促进心脏和神经系统的耐劳性，从而预防糖尿病引起的心脑血管性疾病，同时还能强健骨骼，有效防治糖尿病性骨质疏松症。

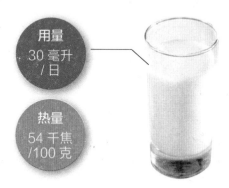

用量
30 毫升/日

热量
54 千焦/100 克

食疗作用 牛奶具有补虚损、益肺胃、生津润肠之功效。能润泽肌肤、增加肌肤弹性。

搭配宜忌

宜
牛奶 + 木瓜 → 降糖降压
牛奶 + 火龙果 → 润肠通便

忌
牛奶 + 橘子 → 易发生腹胀
牛奶 + 食醋 → 不利于消化

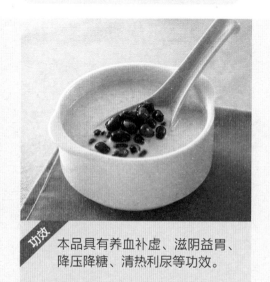

功效 本品具有养血补虚、滋阴益胃、降压降糖、清热利尿等功效。

赤豆牛奶汤

原料

赤豆40克，低脂牛奶150毫升

制作

(1) 将赤豆洗净，加水浸泡20分钟。

(2) 将赤豆放入锅中，开中火煮约30分钟，再用小火焖煮约煮30分钟，备用。

(3) 将赤豆、低脂鲜牛奶放入锅内，搅拌均匀即可。

酸奶

【别名】酸牛奶

【性味归经】性平，味酸、甘。归胃、大肠经

【关键词】钙、牛奶因子

酸奶中含有一种"牛奶因子"，有降低人体中血清胆固醇的作用，能有效防治糖尿病性高脂血症，预防动脉硬化，酸奶中还富含钙，可防治糖尿病性骨质疏松症。

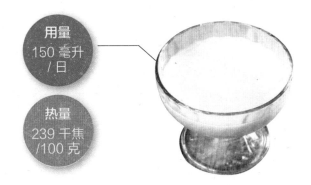

用量
150 毫升
/日

热量
239 千焦
/100 克

食疗作用　酸奶具有生津止渴、补虚开胃、润肠通便、降血脂、抗癌等功效。

搭配宜忌

宜
酸奶 + 猕猴桃 → 促进肠管健康
酸奶 + 苹果 → 开胃消食

忌
酸奶 + 香肠 → 易引发癌症
酸奶 + 菠菜 → 影响钙的吸收

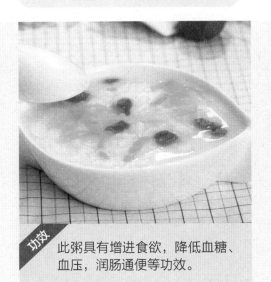

功效　此粥具有增进食欲，降低血糖、血压，润肠通便等功效。

萝卜结球甘蓝酸奶粥

原料

大米50克，胡萝卜、结球甘蓝各50克，酸奶100毫升，盐、面粉各适量

制作

(1) 大米泡发；胡萝卜去皮洗净，切丁；结球甘蓝洗净，切丝。

(2) 锅中注水，加大米煮至开花，加面粉、结球甘蓝、胡萝卜、酸奶煮熟，加盐调味即可。

水产品怎么吃?

◎水产类食物包括各种海鱼、河鱼和其他各种水产动植物，如鱼、虾、蟹、贝类、海参、海蜇和海带、紫菜等。水产类食物味道鲜美，而且营养价值高，富含蛋白质、ω-3脂肪酸、维生素、微量元素等，深受人们欢迎。

1. 为什么糖尿病患者要吃水产类食物

水产类食物有以下优点：第一，富含蛋白质，且所含蛋白质的氨基酸组成与人体需要非常接近，易于消化，利用率较高。第二，其脂肪和糖类含量较低，且多由不饱和脂肪酸组成，含热量较低，部分海产鱼类富含二十碳五烯酸（EPA）和二十二碳六烯酸（DHA），可有效预防血脂异常和心脑血管疾病，对糖尿病患者有利。第三，富含锌、硒、铜、碘等微量营养素，并且鱼油和鱼肝油富含维生素A和维生素D。

2. 糖尿病患者应该怎么吃水产类食物

水产类食物首选深海鱼类，如金枪鱼。糖尿病患者每周可进食2~3次的海产品，进食量要因人而异，合理进食有利于控制血糖和预防并发症的发生。同时，糖尿病患者吃海鲜还要注意，如对部分海产品有变态反应，应忌吃。每次进食水产类食物的量应控制好，同时应搭配其他食物。虾头、蟹黄等食物含胆固醇较高，应避免食用。被污染或腐败的水产类食物，一定不能吃，以免发生食物中毒。

鱼类的制作可根据其新鲜的程度

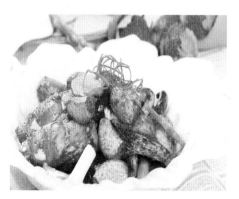
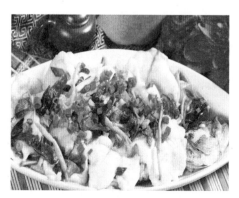

来确定烹调方法。新鲜的鱼，可以用余汤、清蒸的烹制方法，以保持肉质鲜嫩的特点，或者用软炸、炒、烩、干煎等方法来烹制，烹制出来的菜肴色泽光润、风味佳美。次新鲜的鱼，用干烧、红烧、红焖等方法烹制较好。不太新鲜的鱼，宜采用糖醋、焦炸等方法制作。要注意的是烹调鱼的时候，万一烧焦了，不要再吃，因为鱼里的蛋白质烧焦后会形成具有致癌性和致突变性的化学物质。

3. 糖尿病患者食用水产类食物的误区

误区一： 水产品营养丰富，且热量低，可大量食用。

析： 水产品富含蛋白质，但过量食用会加重肝脏和肾脏的负担，每次进食量应合理。

误区二： 吃海鲜，喝啤酒来助兴。

析： 食用海鲜时饮用大量啤酒，会产生过多的尿酸，引发痛风。

误区三： 生吃水产品，口感更佳，味道更鲜美。

析： 生吃或吃半生不熟的水产食物，容易感染细菌以及寄生虫，尤其是淡水鱼贝类，所以烹饪时应煮熟、煮透。

4. 糖尿病患者宜吃的水产类食物

鲫鱼、虾、泥鳅、蚌、蚬、鳝鱼、蛤蜊、海参、田螺等水产品不仅营养丰富，还有降糖功效。

5. 糖尿病患者尽量少吃或不吃的水产类食物

一般来说，水产品的胆固醇含量很低，其饱和脂肪酸含量也较低，但虾头、蟹黄、蟹膏、鱼卵等含胆固醇量较高，在食用时最好去掉，这些食物也应尽量少吃。

另外，鱼皮、油脂、内脏、鱼卵、鱼翅、鱼眼睛等部位最好少吃或者不吃。

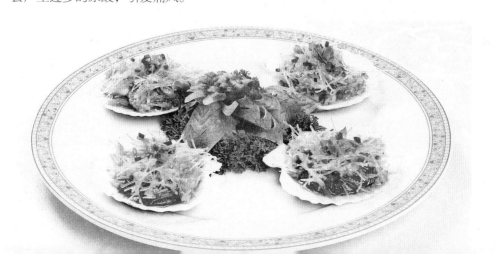

鲫鱼

【别名】鲋鱼

【性味归经】性平，味甘。归脾、胃、大肠经

【关键词】优质蛋白质、氨基酸

鲫鱼中所含的蛋白质属优质蛋白，可增强糖尿病患者机体的免疫力，有助于控制血糖；鲫鱼所含的氨基酸可以降低血液黏稠度，降低糖尿病患者并发心脑血管病的发病率。

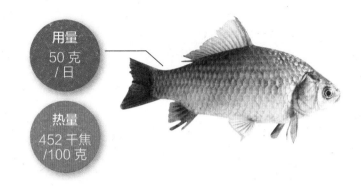

用量
50克
/日

热量
452千焦
/100克

| 食疗作用 | 鲫鱼具有补阴血、通血脉、补体虚、益气健脾等功效。 |

搭配宜忌

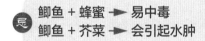

宜
鲫鱼 + 木耳 ➡ 可润肤抗老
鲫鱼 + 赤豆 ➡ 可利水消肿

忌
鲫鱼 + 蜂蜜 ➡ 易中毒
鲫鱼 + 芥菜 ➡ 会引起水肿

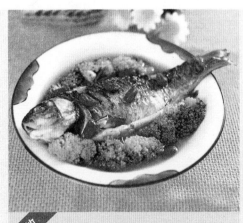

功效 此菜具有降血糖、利水消肿、防癌抗癌的功效。

▌鲫鱼炖西蓝花

原料

鲫鱼200克，西蓝花100克，植物油、姜片、盐、鸡精、胡椒粉各适量

制作

(1) 将鲫鱼宰杀洗净；西蓝花去粗梗洗净，掰成朵。

(2) 油爆姜片，放鲫鱼煎至金黄色，加水煮30分钟，下西蓝花煮熟，加胡椒粉、盐、鸡精调味即成。

鲢鱼

【别名】鲢、鲢子、边鱼

【性味归经】性温，味甘。归脾、胃经

【关键词】钙、镁、磷、铁、钾、硒

鲢鱼富含蛋白质、钙、镁、磷、铁、钾、硒等营养成分，可促进胰岛素的形成和分泌，加强胰岛素的功能，维持血糖水平，适合糖尿病并发肝脏疾病的患者食用。

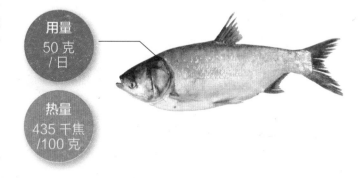

用量
50 克
/日

热量
435 千焦
/100 克

| 食疗作用 | 鲢鱼具有健脾、利水、温中、益气、通乳、化湿功效。 |

搭配宜忌

宜
鲢鱼 + 豆腐 ➡ 可解毒美容
鲢鱼 + 萝卜 ➡ 可利水消肿

忌
鲢鱼 + 番茄 ➡ 影响营养吸收
鲢鱼 + 甘草 ➡ 影响营养吸收

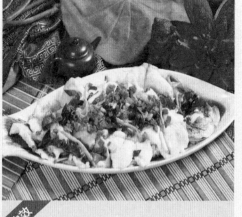

功效
此菜具有降血糖、健脾利尿、疏肝解郁的功效。

古法蒸鲢鱼

原料

鲢鱼300克，黑木耳、黄花菜、盐、料酒、生抽、芝麻油、葱花各适量

制作

(1) 鲢鱼洗净，加盐、料酒腌渍；黑木耳泡发切条；黄花菜泡发。

(2) 鲢鱼摆盘，放上黑木耳、黄花菜，撒上葱花，淋入生抽，用大火蒸熟，淋上芝麻油即成。

鳝鱼

【别名】黄鳝、长鱼

【性味归经】性温，味甘。归肝、脾、肾经

【关键词】不饱和脂肪酸、蛋白质

鳝鱼中含有异常丰富的不饱和脂肪酸，有很强的抗氧化作用，能保护胰腺β细胞。鳝鱼中还有一种天然的蛋白质，能改善糖代谢，有效调节血糖水平。

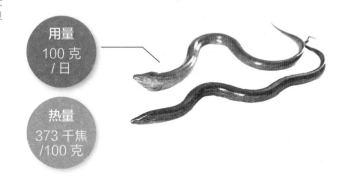

用量
100 克
/日

热量
373 千焦
/100 克

| 食疗作用 | 鳝鱼具有补气养血、祛风湿、强筋骨、壮阳等功效。 |

搭配宜忌

宜
鳝鱼 + 柿子椒 ➡ 可降低血糖
鳝鱼 + 苹果 ➡ 可治疗腹泻

忌
鳝鱼 + 菠菜 ➡ 易导致腹泻
鳝鱼 + 银杏 ➡ 会引起中毒

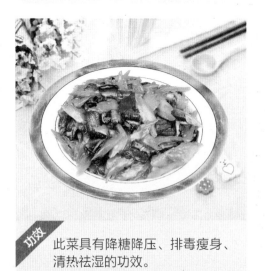

功效
此菜具有降糖降压、排毒瘦身、清热祛湿的功效。

▎苦瓜鳝片

原料

鳝鱼段、苦瓜各200克，植物油、红椒块、姜丝、蒜末、盐、酱油、料酒各适量

制作

(1) 将鳝鱼段洗净，加盐、料酒腌渍，入油锅炒3分钟后盛出。

(2) 苦瓜洗净，去籽，切斜块。起油锅，下姜丝、蒜末、红椒、苦瓜、鳝鱼炒熟，加盐、酱油调味即成。

鱿鱼

【别名】柔鱼、枪乌贼

【性味归经】性温，味甘。归肝、肾经

【关键词】牛磺酸、锌

鱿鱼中富含牛磺酸，牛磺酸能够刺激胰岛素的分泌，维持血糖的正常水平。还富含矿物质锌，能促进胰岛素合成，从而有降血糖的作用，适合糖尿病患者食用。

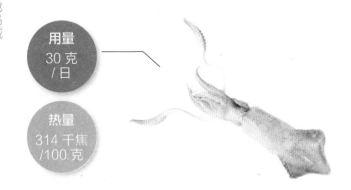

用量
30 克
/日

热量
314 千焦
/100 克

食疗作用 鱿鱼具有补虚养气、滋阴养颜等功效，可降低血液中胆固醇浓度。

搭配宜忌

宜
鱿鱼 + 银耳 ➡ 可延年益寿
鱿鱼 + 虾 ➡ 可抵抗寒冷

忌
鱿鱼 + 茶叶 ➡ 影响蛋白质吸收
鱿鱼 + 番茄酱 ➡ 加重肾脏负担

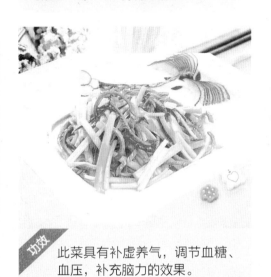

功效 此菜具有补虚养气，调节血糖、血压，补充脑力的效果。

脆炒鱿鱼丝

原料

鱿鱼干丝150克，竹笋100克，红椒20克，盐、醋、生抽、植物油各适量

制作

(1) 将鱿鱼干丝泡发，洗净；竹笋洗净，对剖开；红椒洗净，切丝。

(2) 起油锅，放鱿鱼翻炒至将熟，加入笋丝、红椒炒熟，加盐、醋、生抽翻炒至入味即可。

鲤鱼

【别名】白鲤、黄鲤、赤鲤

【性味归经】性平，味甘。归脾、肾、肺经

【关键词】镁、不饱和脂肪酸

鲤鱼中含有丰富的元素镁，可促进胰岛素的分泌，从而降低血糖。鲤鱼还含有大量的不饱和脂肪酸，具有降低胆固醇、防治心脑血管并发症的作用。

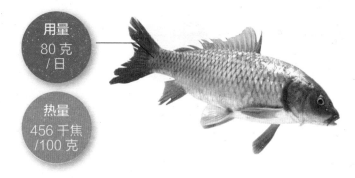

用量
80 克
/ 日

热量
456 千焦
/100 克

食疗作用　鲤鱼具有健胃滋补、催乳利水、促进大脑发育、降低胆固醇之功效。

搭配宜忌

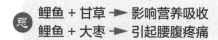

宜　鲤鱼 + 白菜 ➡ 可治水肿
　　鲤鱼 + 黑豆 ➡ 可利水消肿

忌　鲤鱼 + 甘草 ➡ 影响营养吸收
　　鲤鱼 + 大枣 ➡ 引起腰腹疼痛

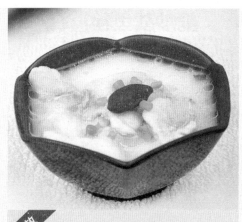

功效　此汤不仅可以降低血糖，还能发散风寒、增强体质，预防感冒。

▌白芷鲤鱼汤

原料

鲤鱼300克，白芷5克，盐适量

制作

(1) 将鲤鱼收拾干净，取肉切片备用；白芷洗净。

(2) 锅洗净，置于火上，倒入清水，放入盐、白芷，下入鱼片烧熟即可。

海带

【别名】昆布、江白菜

【性味归经】性寒，味咸。归肝、胃、肾三经

【关键词】海带多糖

海带中含有的海带多糖，能够保护胰岛细胞，并且可增加糖尿病患者的糖耐量，降血糖作用明显，而且还可降低血清总胆固醇和三酰甘油含量，防治动脉硬化。

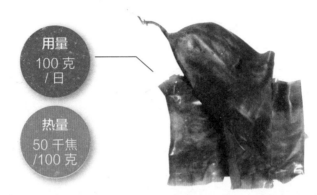

用量 100 克 / 日

热量 50 千焦 /100 克

食疗作用 海带有化痰、软坚、清热、降血压、防治夜盲症、维持甲状腺正常功能等作用。

搭配宜忌

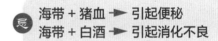

宜　海带 + 冬瓜 ➡ 可降血压、降血脂
　　海带 + 紫菜 ➡ 可治水肿、贫血

忌　海带 + 猪血 ➡ 引起便秘
　　海带 + 白酒 ➡ 引起消化不良

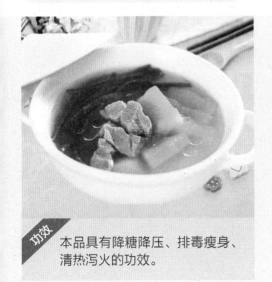

功效 本品具有降糖降压、排毒瘦身、清热泻火的功效。

苦瓜海带瘦肉汤

原料

苦瓜150克，海带100克，瘦肉200克，盐适量

制作

(1) 将苦瓜洗净，切成两半，挖去核，切块；海带浸泡1小时，洗净；瘦肉切成小块。

(2) 砂锅中放苦瓜、瘦肉、海带，加水炖熟，加盐调味即可。

水果、干果怎么吃?

◎水果的糖分含量比较高，糖尿病患者吃水果和干果非常有讲究，必须掌握好吃水果和干果的时间、方法以及数量和种类。

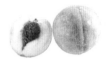

水果是指部分可以食用的植物果实和种子，它是人们生活中必不可少的健康食品，富含果胶、维生素、无机盐及各种微量元素，但是同时也含有糖类，易升高血糖，所以糖尿病患者吃水果有讲究。

干果是指果皮干燥的成熟的果实，它们的营养价值很高，但是同时又含有较高的油脂，糖尿病和高脂血症患者要谨慎食用。

1. 糖尿病患者为什么要吃水果干果?

水果富含果胶，果胶可以延长胃排空的时间以及食物在小肠中停留的时间，从而阻止食物向消化道黏膜扩散，延缓葡萄糖的吸收，有利于餐后血糖的下降。它还能与胆盐结合，增加胆盐的排出，降低胆固醇。此外，它还可刺激肠蠕动，有助于排便，缓解便秘。水果还富含维生素、无机盐和微量元素等对人体有益的物质，但同时水果含糖类化

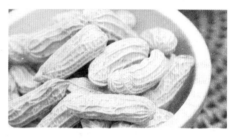

合物较多，食用的时候需注意。

干果的营养价值很高，如栗子、腰果等富含不饱和脂肪酸，有抗动脉硬化的作用；榛子中富含的维生素E有防治血管硬化的作用，适合糖尿病患者食用。

2. 糖尿病患者怎么吃水果干果比较好?

把握好吃水果的时机：在血糖值控制得比较理想时，如不常出现高血糖或低血糖，就可以适当吃些水果;而糖尿病患者病情尚未控制，血糖、尿糖均高时，最好不要吃水果。重症糖尿病患者不宜吃过多的水果，以免病情恶化。有时为了预防低血糖的发生，允许吃少量的水果，但须注意血糖、尿糖的变化。如果吃了水果后，尿糖增多，应减少主

食的摄入量，以免血糖升高。

把握好吃水果的时间：水果一般应作为加餐食品，也就是在两次正餐中间或睡前一小时吃，这样能避免一次性摄入过多的糖类而使胰腺负担过重，一般不提倡在餐前或餐后立即吃水果，否则会令血糖急速上升。在饥饿时或者体力劳动后，可将吃水果作为补充能量和营养素的方法之一。具体时间通常为上午九点半到十点半这段时间，下午最好是三点半左右，晚上如果要吃水果，那么饭后一小时或睡前一小时这段时间是最科学的。

把握好所吃水果的数量和种类：根据水果对血糖的影响，糖尿病患者每天

可食用水果100克左右，同时应减少约25克主食，这样可使每日摄入的总热量保持不变。不同品种的水果，其含糖量不同，糖尿病患者在吃水果的时候应选择含糖量相对较低及升高血糖速度较慢的水果，也可根据自身的实际经验做出选择。总之，糖尿病患者吃水果的大前提是：不宜多吃，可根据病情在总热量范围内适量地吃。

而对于干果，由于其热量较高，含油脂量也较高，所以糖尿病患者在食用时要特别注意，切勿过多食用，以免引起血糖的快速升高，不利于血糖的控制。同时，在食用干果时，最好可相应地减少主食的摄入量。

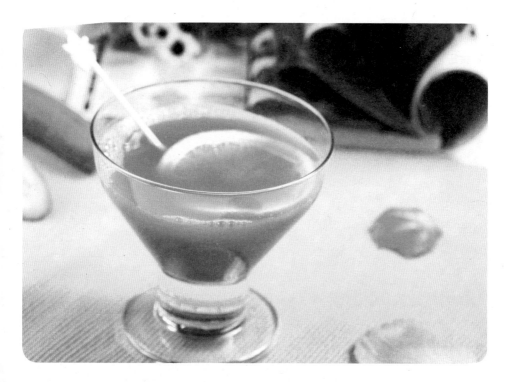

苹果

【别名】滔婆、柰、柰子

【性味归经】性凉，味甘、微酸。归脾、肺经

【关键词】铬、钾、苹果酸

苹果含有丰富的铬，能提高糖尿病患者对胰岛素的敏感性；苹果中所含的钾，有降低血压、防治心脑血管并发症的作用；苹果酸可以稳定血糖，预防老年性糖尿病。

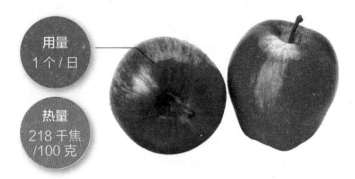

用量
1个/日

热量
218千焦/100克

食疗作用　苹果具有润肺健胃、生津止渴、止泻消食、醒酒的功效。

搭配宜忌

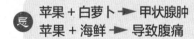

宜　苹果+茶叶 ➡ 降糖降脂
　　苹果+洋葱 ➡ 降糖降脂

忌　苹果+白萝卜 ➡ 甲状腺肿
　　苹果+海鲜 ➡ 导致腹痛

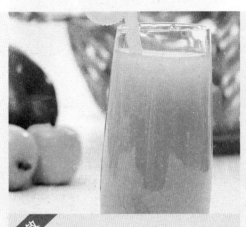

功效
本品可开胃消食、降压降糖。

▌石刁柏苹果汁

原料

石刁柏100克，生菜50克，苹果1个，柠檬1/3个

制作

(1) 将石刁柏洗净，切成小块；生菜洗净，撕碎。

(2) 苹果洗净，去皮去核，切块；柠檬洗净，和石刁柏、生菜一起放入榨汁机中榨出汁，倒入杯中即可饮用。

草莓

【别名】洋莓果、红莓

【性味归经】性凉，味甘、酸。归肺、脾经

【关键词】维生素、矿物质、低热量

草莓中含有丰富的维生素和矿物质，有辅助降低血糖的作用，而且草莓含热量较低，可防治餐后血糖迅速上升，且不会增加胰腺的负担。常食草莓还能预防心脑血管疾病。

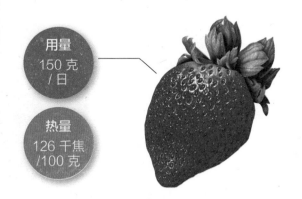

用量
150 克
/日

热量
126 千焦
/100 克

食疗作用 草莓具有生津润肺、养血润燥、健脾、解酒的功效。

搭配宜忌

宜
草莓 + 蜂蜜 ➡ 可补虚养血
草莓 + 牛奶 ➡ 利于维生素吸收

忌
草莓 + 黄瓜 ➡ 破坏维生素 C
草莓 + 牛肝 ➡ 破坏维生素 C

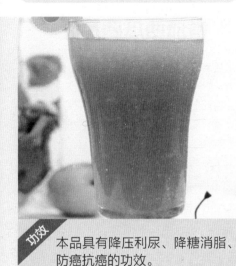

功效 本品具有降压利尿、降糖消脂、防癌抗癌的功效。

草莓芹菜汁

原料

草莓200克，芹菜100克

制作

(1) 将草莓洗净，去蒂；芹菜洗净，切小段。

(2) 将草莓与芹菜一同放入榨汁机中，榨成汁即可饮用。

西瓜

【别名】寒瓜、夏瓜

【性味归经】性寒，味甘。归心、胃、膀胱经

【关键词】酶类、维生素C、有机酸

西瓜富含酶类、维生素C以及有机酸等营养成分，有防治血糖过快增加的作用。另外，西瓜具有生津止渴的作用，能减轻糖尿病患者口渴多饮的症状。

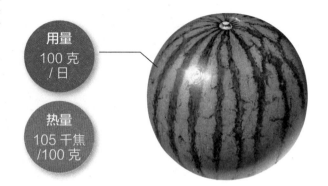

用量
100 克
/ 日

热量
105 千焦
/100 克

| 食疗作用 | 西瓜具有清热解暑、除烦止渴、利水消肿等功效。 |

搭配宜忌

宜

西瓜 + 冬瓜 ➡ 治疗暑热烦渴

西瓜 + 鳝鱼 ➡ 补虚损、祛风湿

忌

西瓜 + 海虾 ➡ 引起呕吐

西瓜 + 羊肉 ➡ 引起呕吐

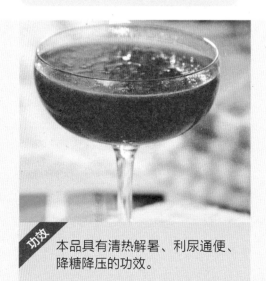

功效 本品具有清热解暑、利尿通便、降糖降压的功效。

番茄西瓜西芹汁

原料

番茄1个，西瓜200克，西芹50克

制作

(1) 将番茄洗净，去皮并切块；西瓜洗净去皮，切成薄片；西芹撕去老皮，洗净切成小块。

(2) 将所有材料放入榨汁机中，一起搅打成汁，滤出果肉即可。

蓝莓

【别名】笃斯、越橘、都柿

【性味归经】性平，味甘、酸。归心、肝经

【关键词】花青素、多种维生素

蓝莓富含花青素和多种维生素，可促进视网膜细胞中视紫质的再生成，对糖尿病引起的视网膜病变有良好的辅助治疗作用。此外，还能有效降低胆固醇、防止动脉粥样硬化、增强心脏功能。

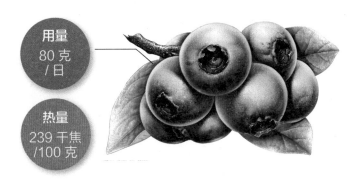

用量
80 克/日

热量
239 千焦/100 克

食疗作用 蓝莓有降低胆固醇、防止动脉粥样硬化及滋阴养心、养肝明目的功效。

搭配宜忌

宜 蓝莓 + 牛奶 ► 提高免疫力
蓝莓 + 草莓 ► 美容养颜

宜 蓝莓 + 山楂 ► 降压降脂
蓝莓 + 柚子 ► 滋阴润肺

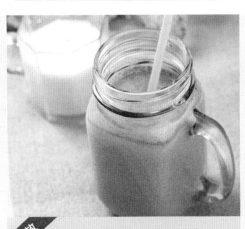

功效 本品具有益胃润肠、养肝明目、降低血糖的功效。

蓝莓酸奶饮

原料

蓝莓200克，酸奶200毫升，冰块适量

制作

(1) 将蓝莓洗净，对半切开。

(2) 将酸奶与蓝莓一起放入搅拌机中，搅打均匀。

(3) 加入适量冰块即可。

木瓜

【别名】瓜海棠、木梨、木李

【性味归经】性温,味甘。归心、肺、肝经

【关键词】齐墩果酸

木瓜中富含一种活性物质——齐墩果酸。齐墩果酸能有效地降低血脂,软化血管,预防动脉粥样硬化,尤其适合糖尿病并发高血压、动脉硬化、高脂血症以及肥胖症等患者食用。

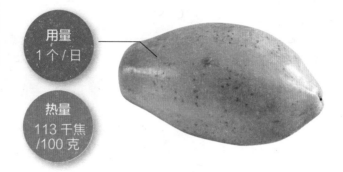

用量
1个/日

热量
113千焦/100克

食疗作用 木瓜具有养血通乳、生津止渴、消食驱虫、清热祛风的功效。

搭配宜忌

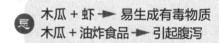

宜
木瓜 + 玉米 ➤ 可治糖尿病
木瓜 + 竹笋 ➤ 可治糖尿病

忌
木瓜 + 虾 ➤ 易生成有毒物质
木瓜 + 油炸食品 ➤ 引起腹泻

黄瓜木瓜柠檬汁

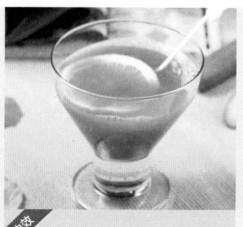

功效 本品具有清热利尿、生津止渴、降糖降脂的功效。

原料

黄瓜2根,木瓜400克,柠檬半个

制作

(1) 将黄瓜洗净,切成块;木瓜洗净,去皮,去瓤,切块;柠檬洗净,切成小片。

(2) 将所有材料放入榨汁机中榨出果汁即可。

猕猴桃

【别名】狐狸桃、洋桃、藤梨

【性味归经】性寒，味甘、酸，归胃、膀胱经

【关键词】维生素C、肌醇

猕猴桃含有丰富的维生素C，能预防糖尿病引起的心脑血管疾病以及感染性疾病；猕猴桃还含有一种天然糖醇类物质——肌醇，对调节糖代谢、降低血糖有很好的疗效。

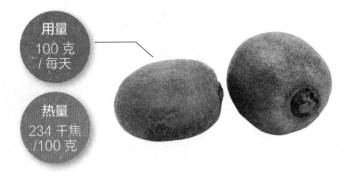

用量
100 克
/ 每天

热量
234 千焦
/100 克

食疗作用　猕猴桃有生津解热、调中下气、止渴利尿、滋补强身之功效。

搭配宜忌

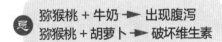

宜
猕猴桃 + 橙子 ➡ 预防关节磨损
猕猴桃 + 薏米 ➡ 抑制癌细胞生长

忌
猕猴桃 + 牛奶 ➡ 出现腹泻
猕猴桃 + 胡萝卜 ➡ 破坏维生素

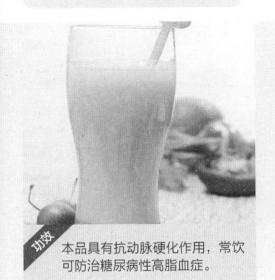

功效 本品具有抗动脉硬化作用，常饮可防治糖尿病性高脂血症。

▌猕猴桃生菜汁

原料

猕猴桃200克，生菜100克

制作

(1) 取猕猴桃，剥皮取肉。

(2) 生菜洗净，切段，焯水后捞起，以冰水浸泡片刻，沥干。

(3) 将所有材料倒入榨汁机内榨成汁即可。

菠萝

【别名】凤梨、番梨、露兜子

【性味归经】性平，味甘。归脾、胃经

【关键词】果胶、膳食纤维

菠萝中富含果胶，能调节胰岛素的分泌，从而有效控制血糖的上升。菠萝中富含膳食纤维，能有效降低血糖，可降低糖尿病患者对胰岛素药物的依赖性。

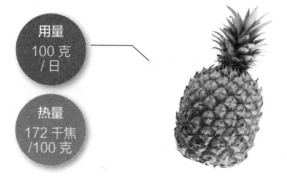

用量
100 克
/日

热量
172 千焦
/100 克

食疗作用 菠萝具有清暑解渴、消食止泻、补脾益气、固元气、祛湿等功效。

搭配宜忌

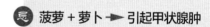

宜 菠萝 + 淡盐水 ➝ 预防变态反应
菠萝 + 黄瓜 ➝ 降脂、清热

忌 菠萝 + 萝卜 ➝ 引起甲状腺肿

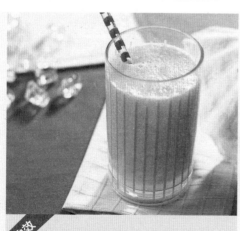

功效 本品可降低血压、利尿消肿，能防治糖尿病性肾炎和高血压。

菠萝汁

原料

菠萝200克

制作

(1) 菠萝去皮洗净，切成小块。
(2) 把菠萝放入果汁机内，加冷开水，搅打均匀。
(3) 倒入杯中即可饮用。

火龙果

【别名】仙蜜果、红龙果

【性味归经】性凉，味甘。归胃、大肠经

【关键词】花青素

火龙果含有丰富的花青素，花青素是一种强有力的抗氧化物，能有效控制血糖的浓度。常食火龙果还可预防脑细胞病变，抑制痴呆症发生。火龙果是糖尿病患者的理想食物。

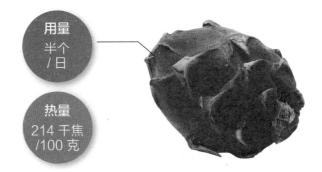

用量
半个
/日

热量
214 千焦
/100 克

食疗作用　火龙果具有明目降火、润肠通便、抗氧化、抗自由基的功效。

搭配宜忌

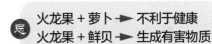

宜　火龙果 + 虾 ➡ 消热祛燥
　　火龙果 + 枸杞子 ➡ 降糖降压

忌　火龙果 + 萝卜 ➡ 不利于健康
　　火龙果 + 鲜贝 ➡ 生成有害物质

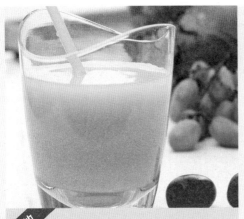

功效　常食本品可预防糖尿病性高血压以及糖尿病性眼病。

▌火龙果汁

原料

火龙果300克

制作

(1) 将火龙果洗净，对半切开后挖出果肉，切成小块。

(2) 将火龙果放入榨汁机内，再加50毫升水，用以高速搅打3分钟即可。

柚子

【别名】文旦、气柑

【性味归经】性寒，味甘、酸。归肺、脾经

【关键词】胰岛素样物质、钙

柚子含有一种类似胰岛素的成分，能有效降低血糖。柚子中还含有丰富的钙，不仅能防治糖尿病患者的骨质疏松症，还能有效预防糖尿病引起的肾病并发症。

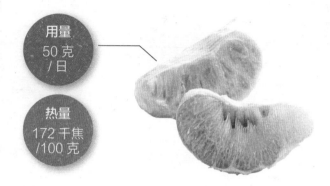

用量
50 克
/ 日

热量
172 千焦
/100 克

| 食疗作用 | 柚子有下气化痰、健脾消食、生津止渴、增强食欲的功效。 |

搭配宜忌

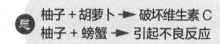

宜 柚子 + 鸡肉 ➤ 补肺、消痰止咳

忌 柚子 + 胡萝卜 ➤ 破坏维生素C
柚子 + 螃蟹 ➤ 引起不良反应

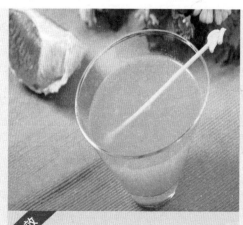

功效 本品对糖尿病、高血压以及冠心病等患者大有好处。

沙田柚汁

原料

沙田柚300克

制作

(1) 将沙田柚的厚皮去掉，切成可放入榨汁机中大小适当的块。

(2) 放入榨汁机内榨成汁即可。

柠檬

【别名】益母果、柠果、黎檬

【性味归经】性微温，味甘、酸。归肺、胃经

【关键词】低含糖量

柠檬含糖量很低，且有生津止渴的作用，对糖尿病患者大有益处。此外，柠檬中含有一种成分为圣草枸橼酸苷，可预防脏器功能障碍和白内障等糖尿病并发症。

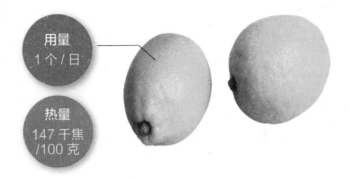

用量
1个/日

热量
147千焦
/100克

食疗作用 柠檬具有生津祛暑、化痰止咳、健脾消食、预防癌症及感冒之功效。

搭配宜忌

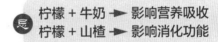

宜
柠檬 + 荸荠 ➡ 生津解渴
柠檬 + 香菇 ➡ 活血化瘀

忌
柠檬 + 牛奶 ➡ 影响营养吸收
柠檬 + 山楂 ➡ 影响消化功能

▌黄瓜柠檬汁

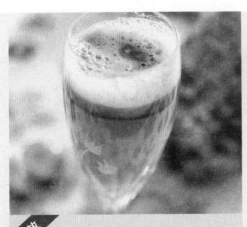

功效
糖尿病患者经常食用，可预防糖尿病性高血压症和高脂血症。

原料

黄瓜300克，柠檬50克

制作

(1) 取黄瓜洗净、切块，稍焯水，捞出，切碎。

(2) 将柠檬洗净，切片。

(3) 将黄瓜和柠檬一起放入榨汁机中，加少量水榨成汁即可。

山楂

【别名】山里红、酸楂

【性味归经】性微温，味酸、甘。归脾、肝经

【关键词】维生素C、黄酮类物质、有机酸

山楂中含有丰富的钙、维生素C、黄酮类物质、胡萝卜素及有机酸，可降低血糖、血压、血脂水平，预防高血压、高脂血症以及糖尿病性脑血管疾病的发生。

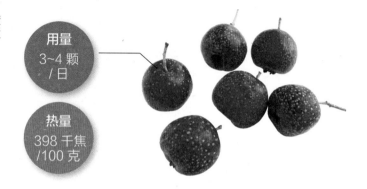

用量
3~4 颗
/日

热量
398 千焦
/100 克

食疗作用　山楂具有消食化积、活血化瘀、行气散瘀、收敛止泻、杀菌的功效。

搭配宜忌

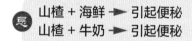

宜　山楂 + 萝卜子 ➡ 可健胃消食
　　山楂 + 神曲 ➡ 可健胃消食

忌　山楂 + 海鲜 ➡ 引起便秘
　　山楂 + 牛奶 ➡ 引起便秘

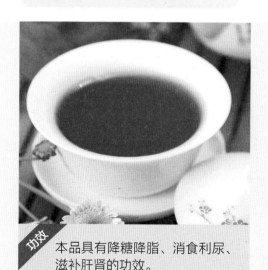

功效　本品具有降糖降脂、消食利尿、滋补肝肾的功效。

山楂饮

原料

山楂5克，何首乌、冬瓜皮各5克，乌龙茶3克

制作

(1) 山楂、何首乌、冬瓜皮洗净。

(2) 将山楂、何首乌、冬瓜皮加水煮沸后，去除残渣，在汁液中加入乌龙茶，加盖闷上约5分钟，即可饮用。

栗子

【别名】毛栗、瑰栗、凤栗、板栗

【性味归经】性温，味甘、平。归脾、胃、肾经

【关键词】膳食纤维

栗子富含膳食纤维。膳食纤维容易吸收水分，使胃内食物容积增大，食后易有饱胀感，延缓了对葡萄糖的吸收，促进胰岛素与胰岛素受体的结合，使葡萄糖代谢加强，维持血糖的稳定。

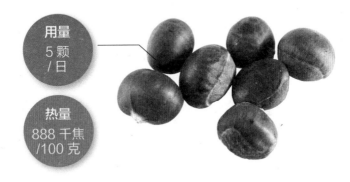

用量
5 颗
/ 日

热量
888 千焦
/100 克

食疗作用 栗子具有养胃健脾、补肾强腰、抗衰老、延年益寿之功效。

搭配宜忌

宜
栗子 + 大米 ➡ 可健脾补肾
栗子 + 鸡肉 ➡ 补肾虚、益脾胃

忌
栗子 + 杏仁 ➡ 引起腹胀
栗子 + 羊肉 ➡ 不易消化

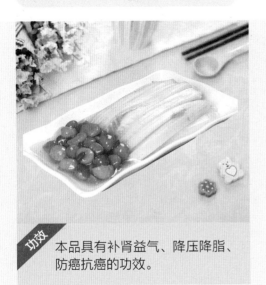

功效
本品具有补肾益气、降压降脂、防癌抗癌的功效。

栗子扒白菜

原料

白菜300克，栗子200克，枸杞、橄榄油、盐、味精、水淀粉各适量

制作

(1) 白菜洗净切条焯水断生，装盘；去皮栗子洗净；枸杞子洗净。

(2) 锅中注油烧热，入栗子和枸杞翻炒，加水、盐、味精、水淀粉炒匀，装白菜盘中即可。

花生

【别名】长生果、长寿果、落花生

【性味归经】性平，味甘。归脾、肺经

【关键词】低糖、花生四烯酸

花生所含的油脂成分花生四烯酸能增强胰岛素的敏感性，有利于降低血糖，而且花生含糖量少，适合2型糖尿病患者食用，也能有效预防糖尿病并发症的发病率。

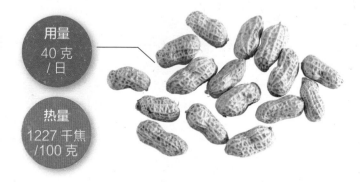

用量 40 克/日

热量 1227 千焦/100 克

| 食疗作用 | 花生具有促进人体新陈代谢、增强记忆力、益智、止血、抗衰老的功效。 |

搭配宜忌

宜
花生 + 猪蹄 ➜ 可补血催乳
花生 + 醋 ➜ 增强食欲、降压降糖

忌
花生 + 螃蟹 ➜ 导致肠胃不适
花生 + 蕨菜 ➜ 导致肠胃不适

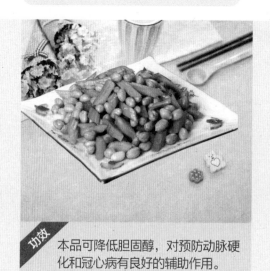

功效 本品可降低胆固醇，对预防动脉硬化和冠心病有良好的辅助作用。

▌西芹拌花生米

原料

西芹300克，花生米50克，胡萝卜100克，芝麻油、盐、鸡精各适量

制作

(1) 将西芹洗净，切小段；花生米洗净；胡萝卜洗净，切菱形块。

(2) 将所有原材料放入沸水锅中焯水至熟，捞出沥干水分，装盘。

(3) 倒入芝麻油、盐和鸡精拌匀即可。

芝麻

【别名】胡麻

【性味归经】性平，味甘。归肝、肾、肺、脾经

【关键词】维生素E

芝麻富含维生素E。维生素E具有保护胰腺细胞、降低血糖、增加肝脏及肌肉中的糖原含量的作用，还能预防心脑血管疾病的发生，适合糖尿病及心脑血管病变的患者食用。

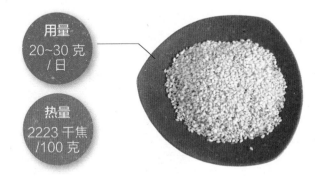

用量
20~30 克
/日

热量
2223 千焦
/100 克

食疗作用 芝麻具有润肠、通乳、补肝、益肾、养发、强身体、抗衰老的功效。

搭配宜忌

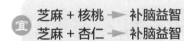

宜　芝麻 + 桑葚 → 可补肝肾、降血脂
　　芝麻 + 枸杞子 → 可补肝肾

宜　芝麻 + 核桃 → 补脑益智
　　芝麻 + 杏仁 → 补脑益智

芝麻拌芹菜

功效　本品具有降压、降脂、降糖、通便的功效。

原料

西芹300克，红辣椒50克，熟芝麻、蒜末、花椒油、味精、盐各适量

制作

(1) 将红辣椒去蒂去籽，切圈，装盘垫底用；将西芹去叶留梗，洗净，切片，焯烫后装盘。

(2) 加入蒜末、花椒油、味精、盐和熟芝麻，拌匀即可食用。

莲子

【别名】莲肉、白莲子、湘莲子

【性味归经】性平，味甘、涩。归脾、肾、心经

【关键词】莲子碱、莲子糖

莲子含有丰富的莲子碱、莲子糖，有良好的降低血糖的作用，而且还能缓解糖尿病者多饮、多尿、乏力、身体消瘦的症状，尤其适合2型糖尿病患者食用。

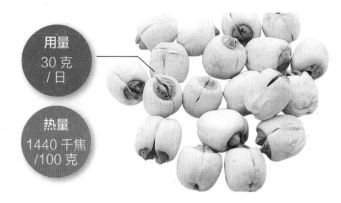

用量
30克
/日

热量
1440 千焦
/100 克

食疗作用 莲子具有固精止带、补脾止泻、益肾养心、促进凝血的功效。

搭配宜忌

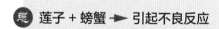

宜 莲子 + 芡实 ➡ 治疗遗精
莲子 + 南瓜 ➡ 降脂降压、通便

忌 莲子 + 螃蟹 ➡ 引起不良反应

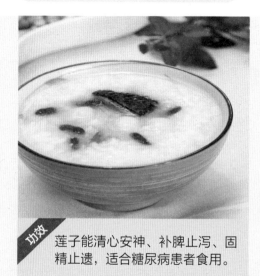

功效 莲子能清心安神、补脾止泻、固精止遗，适合糖尿病患者食用。

枸杞子莲子乌鸡粥

原料

大米60克，乌鸡块100克，莲子20克，枸杞子10克，盐适量

制作

(1) 将大米洗净后浸泡；将乌鸡余去血水；莲子洗净，浸泡；枸杞子洗净。

(2) 锅中注水，放大米、莲子煮至五成熟，加乌鸡肉、枸杞子煮至米粒开花，加盐调味即可。

核桃

【别名】胡桃仁、核仁、胡桃肉

【性味归经】性温，味甘。归肾、肺、大肠经

【关键词】脂肪酸、维生素E、生育酚

核桃中含有丰富的脂肪酸，能帮助改善糖尿病患者分泌胰岛素不足的功能，降低血糖。另外，核桃中还含有维生素E、生育酚，这些物质都参与人体内糖分的代谢，可帮助预防糖尿病。

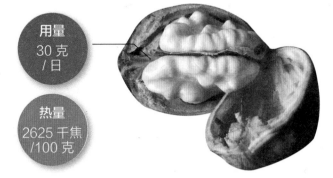

用量
30 克/日

热量
2625 千焦/100 克

食疗作用　核桃具有乌发养颜、养肺止咳、润肠通便、定喘润肠、益智补脑的功效。

搭配宜忌

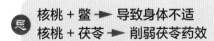

宜
核桃 + 鳝鱼 → 降低血糖
核桃 + 黑芝麻 → 补肝益肾

忌
核桃 + 鳖 → 导致身体不适
核桃 + 茯苓 → 削弱茯苓药效

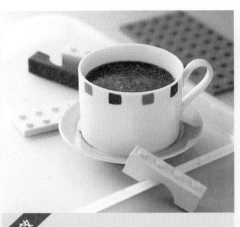

功效　糖尿病患者经常食用本品，可改善体虚乏力、小便频多之症。

▋核桃仁芝麻糊

原料

核桃仁、黑芝麻各20克，杏仁15克，蜂蜜适量

制作

(1) 核桃仁、黑芝麻、杏仁洗净，一起放入锅中炒香，放入搅拌机中搅打成细末，倒入杯中。

(2) 再用沸水冲泡，待冷却至60℃以下时，加蜂蜜拌匀即可。

腰果

【别名】肾果、树花生、鸡腰果

【性味归经】性平，味甘。归脾、胃、肾经

【关键词】膳食纤维、钙、镁、铁

腰果富含膳食纤维以及钙、镁、铁，有降低血糖和胆固醇的作用。此外，腰果可保护血管，维持正常血压水平，因富含钙，还能防治糖尿病性骨质疏松症。

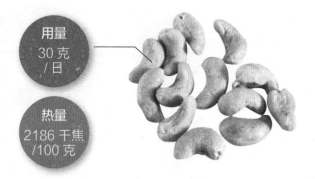

用量
30 克
/ 日

热量
2186 千焦
/100 克

食疗作用　腰果具有润肠通便、润肺养心、利水消肿、延缓衰老功效。

搭配宜忌

宜　腰果 + 莲子 ➡ 养心安神、降糖
　　腰果 + 薏米 ➡ 养心安神、降糖

宜　腰果 + 芡实 ➡ 养心安神、降糖
　　腰果 + 鸡蛋 ➡ 开胃补肾

功效　糖尿病患者常食本品可稳定血糖，防止餐后血糖过快升高。

腰果西芹

原料

西芹150克，胡萝卜50克，腰果30克，植物油、盐各适量

制作

(1)　将西芹去叶，留梗洗净，切成菱形；胡萝卜洗净，也切成菱形。

(2)　将腰果下油锅炸香，捞出沥干。

(3)　将西芹、胡萝卜焯烫沥干后下油锅合炒，加盐调味装盘，撒上腰果。

杏仁

【别名】杏核仁、杏子、木落子、苦杏仁

【性味归经】性温，味苦。归肺、脾、大肠经

【关键词】单不饱和脂肪酸、维生素E

杏仁富含蛋白质、钙、单不饱和脂肪酸和维生素E，有降低血糖和胆固醇的作用。此外，杏仁中所含的苦杏仁苷可保护血管，维持正常血压水平。

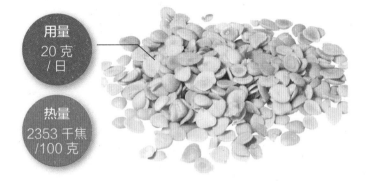

用量
20 克
/ 日

热量
2353 千焦
/100 克

食疗作用 | 杏仁具有祛痰止咳、平喘润肠、发散风寒、美容的功效。

搭配宜忌

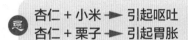

宜
杏仁 + 菊花 ➡ 疏风散热、止咳
杏仁 + 桑叶 ➡ 疏风散热、止咳

忌
杏仁 + 小米 ➡ 引起呕吐
杏仁 + 栗子 ➡ 引起胃胀

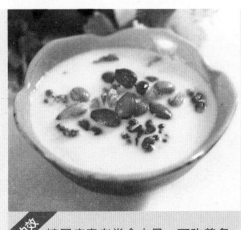

功效 糖尿病患者常食本品，可改善多饮、多尿、失眠、易怒等症。

杏仁核桃牛奶饮

原料

杏仁30克，核桃仁20克，牛奶200毫升

制作

(1) 将杏仁、核桃仁放入清水中洗净，与牛奶一起放入炖锅中。

(2) 注入适量清水后将炖锅置于火上烧沸，再用文火煎煮20分钟即可。

调料、饮品怎么吃?

◎许多调味料以及饮品对糖尿病有辅助治疗作用,所以哪些调味料能吃,并且怎么去吃更有益,是糖尿病患者需要详细了解的问题。

调味料食物是指用来改善味道的食品,通常将其少量加入到其他食物中发挥作用,而饮品包括绿茶、红茶等。此外,还有花粉、螺旋藻等食物对于糖尿病也有很好的作用。

1. 糖尿病患者为何要吃调味料?

研究发现,许多调味料对糖尿病的控制有一定辅助作用。如生姜能刺激胃液分泌、增强血液循环、促进消化等;辣椒中含有的辣椒素能显著地降低血糖水平;大蒜中含有的大蒜素具有辅助降血糖的作用,蒜精可以降低血液中的三酰甘油。

2. 糖尿病患者怎么吃调味料?

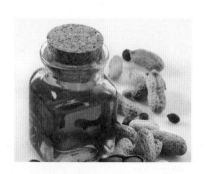

盐要少吃,每天不宜超过6克。这里说的盐不仅仅是食盐,酱油、咸菜、榨菜、豆腐乳,还有醋、味精、鸡精、番茄酱、蚝油、方便面、奶酪、比萨饼、豆腐丝、早餐麦片、苏打饼干、鱿鱼丝、牛肉干、即食紫菜、蔬菜汁、运动饮料、香肠、火鸡、腊肉等都含有盐,要注意控量。

食用油宜选择植物油。一般来说,常用的食用油主要包括动物脂肪和植物油,例如猪油、牛油、羊油、鸡油、鱼油等。植物油包括大豆油、菜油、花生油、玉米油、葵花油、棕榈油、茶油、橄榄油、米糠油、芝麻油、红花油、亚麻油等。动物脂肪(除鱼油外)不适合糖尿病患者食用,因为其含饱和脂肪酸和胆固醇较多,而植物油中,除了可可油、椰子油之外,大多富含不饱和脂肪酸。

鸡精是复合调味料,它既具有鲜味,同时也有鸡肉的香味,所以相对来说,比味道单一的味精味道更好。

而至于鸡精和味精孰优孰劣，并没有定论，主要看用于烹制什么菜肴。

酱油最好不要生吃。酱油的成分复杂，主要是豆饼、麸皮、黄豆等通过发酵，再经高温消毒后制作成的。每100克酱油中含有蛋白质2克，糖17.2克，钙97毫克，磷31毫克，铁5毫克等。酱油对人体有重大的生理作用，如可增强食欲，促进消化，最重要的特点是酱油可以改善和增加菜肴的味道和色调。新鲜的酱油原本可以生吃，但是由于现代酱油在生产、贮存、运输、销售的过程中难免遭受污染，甚至可能含有可致肠管感染病的致病菌，所以酱油不要生吃。

使用调味料时，要注意根据原材料的鲜味进行调整，如新鲜的鸡、鱼、虾和蔬菜等，这些材料本身就具有特殊的鲜味，调味料不需过多，不然就会掩盖食物天然的鲜美滋味。而对于腥膻气味较重的材料，如不鲜的鱼、虾、牛羊肉及内脏，就应该酌量多加一些料酒、醋、糖、葱、姜、蒜等，可去腥解腻，减去恶味。

3. 糖尿病患者宜吃的调料饮品

糖尿病患者宜食用大蒜、姜、醋、咖喱、橄榄油、芝麻油。日常生活中还有一些饮品是适合糖尿病患者食用的，如花粉、绿茶、红茶等。

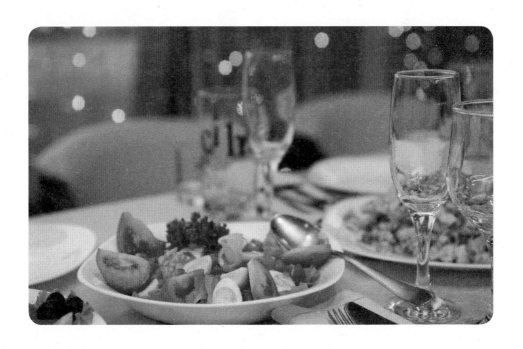

大蒜

【别名】葫、葫蒜

【性味归经】性温，味辛。归脾、胃、肺经

【关键词】蒜素、大蒜辣油、谷胱甘肽

大蒜中富含蒜素、硫醚化合物以及大蒜辣油，有降低血糖、血脂的功效；而且大蒜中还含有一种特殊的辛辣刺激成分——谷胱甘肽，能抗氧化、提高肝脏的解毒作用，能有效预防糖尿病并发肝病。

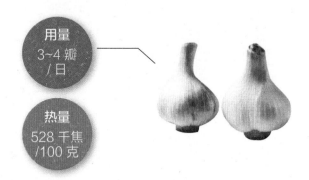

用量
3~4瓣/日

热量
528千焦/100克

| 食疗作用 | 大蒜具有解毒杀菌、消食利肠、促进食欲、保护胃黏膜的功效。 |

搭配宜忌

宜
大蒜 + 醋 ➡ 降压降糖
大蒜 + 黄瓜 ➡ 促进胆固醇的代谢

忌 大蒜 + 杧果 ➡ 导致肠胃不适

▌蒜蓉菜心

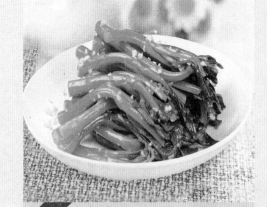

功效 本品具有杀菌解毒、降压降糖的功效。

原料

菜心400克，蒜蓉30克，芝麻油5毫升，鸡精、盐、植物油各适量

制作

(1) 将菜心洗净，入沸水锅中加少许盐焯水至熟。

(2) 炒锅注油烧热，放入蒜蓉烧香，加入芝麻油、鸡精、盐，起锅倒在菜心上即可。

姜

[别名] 生姜

[性味归经] 性微温，味辛。归脾、胃、肺经

[关键词] 姜黄素

姜富含姜黄素，姜黄素是一种生物活性物质，具有显著的抗肿瘤、抗诱变的作用，而且还能改善糖尿病所伴随的脂质代谢紊乱，可治疗糖尿病性脂肪肝以及乙醇性脂肪肝。

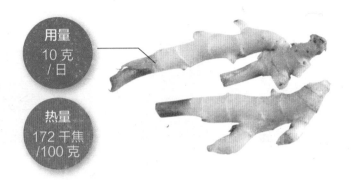

用量
10克/日

热量
172千焦/100克

食疗作用 生姜具有发汗解表、温中止呕、温肺止咳、解毒的功效。

搭配宜忌

宜
生姜 + 红糖 ➜ 预防感冒
生姜 + 醋 ➜ 降血脂

忌
生姜 + 马肉 ➜ 导致痢疾
生姜 + 白酒 ➜ 易伤肠胃

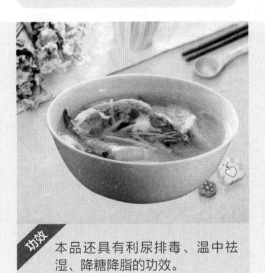

功效 本品还具有利尿排毒、温中祛湿、降糖降脂的功效。

姜丝鲈鱼汤

原料

鲈鱼300克，姜30克，芝麻油5毫升，盐适量

制作

(1) 鲈鱼去鳞、鳃，去内脏，洗净，切成段；姜洗净、切丝。

(2) 锅中加水煮沸，加入芝麻油、鱼块、姜丝，煮沸再转中火煮至鱼肉熟嫩，加盐调味即可。

醋

【别名】苦酒、淳酢、醯

【性味归经】性温，味微酸、苦。归肝、胃经

【关键词】醋酸、苹果酸、柠檬酸、琥珀酸

糖尿病患者胰岛素的活性不佳，无法使糖类进入细胞内，造成糖类无法充分利用，而醋含有多种有机酸，能促进糖尿病患者体内的糖类的代谢，起到抑制血糖的作用。

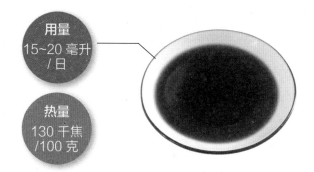

用量
15~20 毫升
/日

热量
130 千焦
/100 克

食疗作用 醋具有活血散瘀、消食化积、解毒的功效，能滋润皮肤、对抗衰老。

搭配宜忌

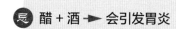

宜　醋 + 芝麻 ➡ 促进铁、钙吸收
　　醋 + 排骨 ➡ 有利于钙的吸收

忌　醋 + 酒 ➡ 会引发胃炎

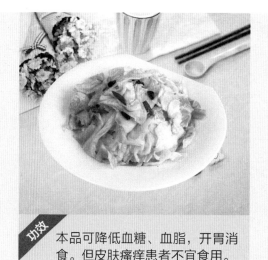

功效　本品可降低血糖、血脂，开胃消食。但皮肤瘙痒患者不宜食用。

醋熘结球甘蓝

原料

结球甘蓝400克，干辣椒5克，醋10毫升，酱油、盐、植物油各适量

制作

(1) 将结球甘蓝洗净，切片；干辣椒洗净，切段。

(2) 起油锅，放干辣椒爆香，倒入结球甘蓝快炒至熟时，加醋、酱油和盐调味，起锅装盘。

咖喱

【别名】咖喱粉

【性味归经】性温，味辛。归胃、肝经

【关键词】姜黄素

咖喱含有丰富的姜黄素，姜黄素具有显著的抗肿瘤、抗诱变的作用，并能改善糖尿病所引起的脂质代谢紊乱，能激活肝细胞，治疗糖尿病性脂肪肝以及乙醇性脂肪肝。

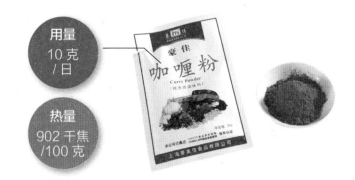

用量
10 克
/日

热量
902 千焦
/100 克

食疗作用 咖喱具有开胃消食、保肝抗癌、促进血液循环、改善便秘的功效。

搭配宜忌

宜 咖喱＋鳕鱼 ➡ 容易消化
咖喱＋柿子椒 ➡ 降低血脂、血糖

忌 咖喱＋蜂蜜 ➡ 引起胃肠不适

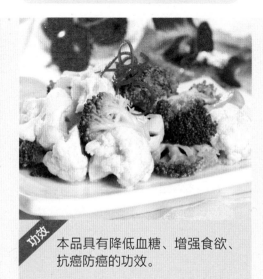

功效 本品具有降低血糖、增强食欲、抗癌防癌的功效。

咖喱炒双花

原料

西蓝花、花椰菜各200克，橄榄油4毫升，咖喱粉20克，葱段、蒜蓉各适量

制作

(1) 将西蓝花、花椰菜洗净，掰成小朵，焯熟沥干。

(2) 起油锅，放入葱段和蒜蓉爆香，放入咖喱粉炒至化开，然后倒入西蓝花和花椰菜翻炒，炒熟就可以出锅了。

橄榄油

【别名】洋橄榄油

【性味归经】性平，味甘。归心、胃、大肠经

【关键词】不饱和脂肪酸

橄榄油含有不饱和脂肪酸，可有效控制血糖，改善糖尿病患者的脂质代谢和血糖升高，对糖尿病、高血压以及心脑血管疾病均有一定的食疗作用。

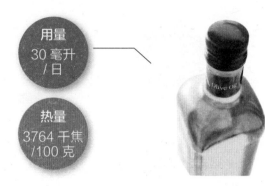

用量
30 毫升
/ 日

热量
3764 千焦
/100 克

食疗作用 橄榄油具有美容养颜、润肠通便、促进血液循环、保护皮肤的功效。

搭配宜忌

宜 橄榄油 + 萝卜 ➡ 降低血糖、血压
橄榄油 + 芹菜 ➡ 降低血糖、血压

宜 橄榄油 + 大白菜 ➡ 润肠通便
橄榄油 + 洋葱 ➡ 降低胆固醇

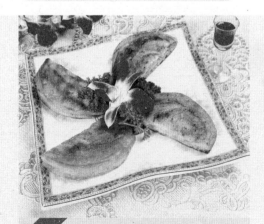

功效 本品具有补虚强身的功效，适合身体虚弱的糖尿病患者食用。

牛肉烧饼

原料

牛肉末50克，橄榄油6毫升，面粉200克，盐适量

制作

(1) 牛肉末中加橄榄油、盐拌匀。

(2) 面粉中加水拌匀，揉成面团，制成面饼，铺上牛肉末，对折包起来。

(3) 面饼表面再刷一层橄榄油，入煎锅中煎至两面金黄色即可。

芝麻油

【别名】麻油

【性味归经】性平，味甘。归肝、肾、大肠经

【关键词】不饱和脂肪酸

芝麻油中富含不饱和脂肪酸，能有效降低胆固醇，防治动脉粥样硬化。糖尿病患者常食，还能预防糖尿病性高脂血症以及脑血管病变的发生。

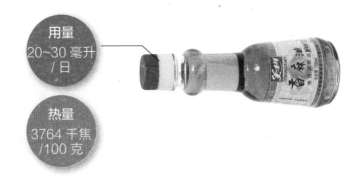

用量
20~30 毫升 / 日

热量
3764 千焦 /100 克

| 食疗作用 | 芝麻油具有补虚、润肠通便、润嗓利咽、保护血管、延缓衰老的功效。 |

搭配宜忌

宜
芝麻油 + 冬瓜 ➡ 降糖降压
芝麻油 + 萝卜 ➡ 降糖降压

宜
芝麻油 + 羊肝 ➡ 润肺止咳
芝麻油 + 白酒 ➡ 治疗白癜风

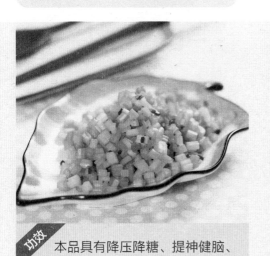

功效

本品具有降压降糖、提神健脑、润肠通便的功效。

芝麻油拌芹菜

原料

红甜椒50克，西芹300克，芝麻油5毫升，蒜末、味精、盐各适量

制作

(1) 红甜椒去蒂去籽，切圈，装盘垫底用；西芹择洗干净，切片放入沸水焯一下，冷却装盘。

(2) 再加入芝麻油、蒜末、味精、盐，拌匀即可食用。

菜油

【别名】菜籽油

【性味归经】性温，味甘。归心、肝、大肠经

【关键词】亚油酸、维生素 E

菜油所含的亚油酸等不饱和脂肪酸和维生素E等营养成分能很好地被机体吸收，具有一定的降低血糖、软化血管、延缓衰老的功效。此外，菜油的胆固醇很少或几乎没有，所以对高脂血症、肥胖的患者也十分有益。

用量
30 毫升 / 日

热量
3764 千焦 /100 克

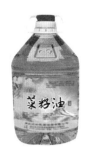

食疗作用 菜油具有补虚、润肠之功效，有助于血管、神经、大脑的发育。

搭配宜忌

宜 菜油 + 柿子 ➡ 治疗冻疮
菜油 + 白菜 ➡ 降压降糖

宜 菜油 + 芹菜 ➡ 降压降糖
菜油 + 山药 ➡ 降压降糖

西芹炒胡萝卜

原料

西芹300克，胡萝卜150克，菜油6毫升，盐、味精各适量

制作

(1) 西芹菜梗洗净，切菱形块，焯水片刻；胡萝卜洗净，切粒。

(2) 锅中注入菜油烧热，放入西芹爆炒，再加入胡萝卜粒一起炒熟，调入盐和味精即可出锅。

功效 本品具有降低血糖、血脂，促排便的功效。

桂皮

【别名】川桂、月桂、土桂皮

【性味归经】性温，味辛。归心、脾、肾经

【关键词】水芹烯、甲基丁芝麻油酚

桂皮能够重新激活脂肪细胞对胰岛素的反应能力，大大加快葡萄糖的新陈代谢。每天在饮料或流质食物里添加1/4到1匙桂皮粉，对2型糖尿病能起到预防作用。

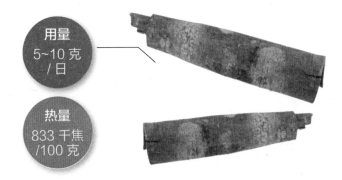

用量
5~10 克
/日

热量
833 千焦
/100 克

食疗作用 桂皮具有温脾胃、暖肝肾、祛寒止痛、散瘀消肿的功效。

搭配宜忌

宜 桂皮 + 黄芪 ➡ 温胃散寒
桂皮 + 洋葱 ➡ 温胃散寒

宜 桂皮 + 猪肉 ➡ 温中健胃
桂皮 + 红糖 ➡ 可治痛经

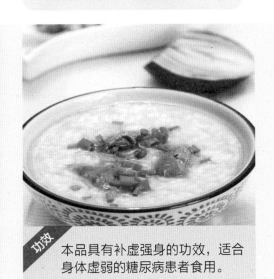

功效 本品具有补虚强身的功效，适合身体虚弱的糖尿病患者食用。

鸡胗桂皮粥

原料

桂皮5克，鸡胗150克，大米80克，盐、葱花各适量

制作

(1) 桂皮洗净，熬煮取汁；鸡胗洗净，切片；大米淘洗干净。

(2) 锅中注水，加大米煮沸，倒入鸡胗、桂皮汁，煮至米粒开花，加盐调味，撒葱花即可。

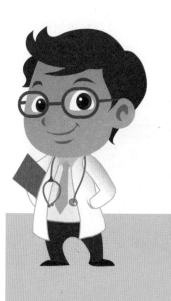
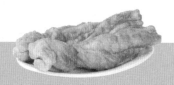
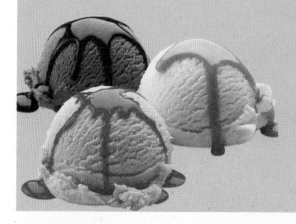

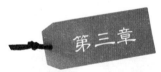

第三章

降糖第三关
牢记降糖忌吃的食物

临床上，常常会有患者询问：糖尿病患者能不能吃糖？能不能吃水果？能不能吃海鲜？回答这些问题不能简单的用是或否。

例如水果，水果中主要含有糖、淀粉、纤维素、半纤维素和果胶等。其中糖类质量分数约为6%～20%，蛋白质在1.0%左右，脂肪在0.1%～0.3%，此外还含有丰富的胡萝卜素、维生素C和钙、铁、锌、硒等人体所需的营养及少量膳食纤维。水果中的糖为果糖、蔗糖和葡萄糖，而且含量较多，其所含的总热量并不高，大都属于中等偏低。水果中所含的维生素、矿物质和膳食纤维，对防止糖尿病并发症，如动脉硬化、视网膜病变、便秘都有一定好处，可满足人体所需营养，有利于健康长寿，对维持人体健康起着特殊的作用。但是如香蕉、甘蔗、哈密瓜等，含糖量较高，超过15%，而干枣含糖量更高，在60%以上，对于这些食物，糖尿病患者最好不吃或少吃，否则容易引起血糖的波动，影响糖尿病的病情。

所以糖尿病患者为了补充人体所需的营养，应该根据自己的具体情况和水果含糖量的高低选择食用。那么在日常生活中有哪些主食、水果、海鲜、肉禽是不适合糖尿病患者食用的呢？本章将为您一一介绍。

禁吃食物有原因

◎本章列出了糖尿病患者忌吃的 48 种食物的原因，以及提供一些含量数据供读者参考。

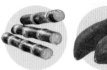

一般来说，只要遵守不突破总热量的原则，糖尿病患者没有绝对忌吃的食物，但是现代医学研究指出，有些食物中含有的热量、油脂量或血糖生成指数很高，糖尿病患者在食用这些食物后，容易出现血糖的波动，影响糖尿病病情的控制，甚至可能引发并发症。对于这些食物，我们建议糖尿病患者最好尽量不吃或少吃。

1. 影响血糖稳定的因素

（1）热量——影响血糖的根本要素

热量主要来源于食物，食物中所含的糖类、脂肪和蛋白质在人体内经过

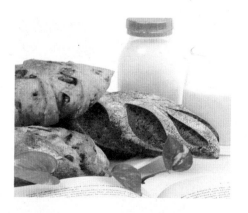

氧化可释放出能量，这些能量是维持生命、身体生长发育和运动的根本。

研究表明，摄入最多高热量食物者比摄入最少者发生2型糖尿病的风险高60%。过量摄入的热量会以脂肪的形式在体内异常堆积，导致人体肥胖并影响糖的代谢，从而出现糖尿病。

糖尿病患者摄入高热量的食物，会使血糖迅速升高，引起餐后高血糖，影响血糖的控制，甚至可能引发其他并发症，所以说，糖尿病患者饮食的根本措施是——控制热量的摄入。

（2）血糖生成指数——科学指导糖尿病饮食的参数

血糖生成指数是一种生理学参数，指的是一种食物对血糖浓度的影响程度。血糖生成指数高的食物进入胃肠后消化快、吸收率高，葡萄糖释放快，血糖也就升得高。而血糖生成指数低的食物，会停留在胃肠中较久、吸收率较低，葡萄糖的释放缓慢，血糖也上升得少和缓慢。

我们说，血糖生成指数在55以下的食物为低血糖生成指数食物，55~75的为中等血糖生成指数食物，75以上的为高血糖生成指数食物。影响血糖生成指数的因素包括食物中糖类的类型、脂肪、蛋白质、膳食纤维的含量或者是食物的加工烹饪方法等。

（3）饱和脂肪酸——引发心脑血管并发症的罪魁祸首

饱和脂肪酸是指含有饱和键的脂肪酸，多存在于动物的脂肪和乳脂中，这些食物同时也含有丰富的胆固醇，而且饱和脂肪酸还可使体内的胆固醇合成增加，二者还可结合沉积于血管壁，引发动脉硬化等心脑血管疾病。

（4）钾——并发肾病患者的大忌

钾是人体维持生命不可或缺的必需物质，它参与体内的糖、蛋白质和能量代谢，能够维持细胞内、外液的渗透压和酸碱平衡，维持神经肌肉的兴奋

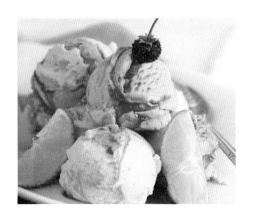

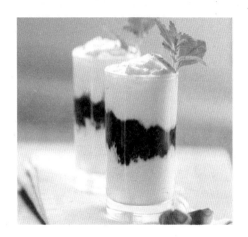

性和心肌的功能。

普通人摄入过多的含钾食物一般不会导致高钾血症，但糖尿病并发肾病患者的肾脏发生了功能障碍，这样会使钾不能充分排出，导致血钾升高，出现嗜睡、反应迟钝、肌肉收缩无力、血压升高、心律失常、呕吐、腹痛等等症状，还会引发其他电解质紊乱症状。

（5）其他影响因素

在某些食物中存在着不利于糖尿病患者的因素，如韭菜能昏目，对于糖尿病患者并发眼病患者来说十分不利，墨鱼属于风发物，会加重糖尿病患者的皮肤瘙痒症状等等。

在此需要说明的是，本章所罗列的48种忌吃食物均说明了其不能吃的特殊原因，希望糖尿病患者能清楚了解，尽量不吃或少吃，采用合理且有效的饮食搭配对身体进行调养。

2. 忌吃食物的原因

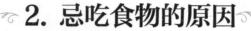

糯米

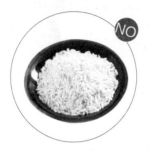

不宜吃的原因：

（1）糯米热量高，每100克中含有78.3克糖类，糖尿病患者食用后可使血糖升高，对病情不利。

（2）糯米的钾含量较高，这对存在钾代谢障碍的糖尿病并发肾病患者无益。

（3）糯米的血糖生成指数为87，属于高血糖生成指数的食物，糖尿病患者食用后可使血糖快速升高。

油饼

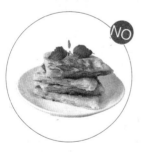

不宜吃的原因：

（1）油饼属于高热量、高油脂食物，多吃易使人肥胖，也不利于血糖的控制。

（2）油饼的含钾量很高，并发有肾脏疾病的糖尿病患者要慎食。

（3）油饼在加工过程中会产生致癌物质、有毒物质和反式脂肪酸等，多吃不仅不利于血糖控制，还有可能引发其他疾病。

面包

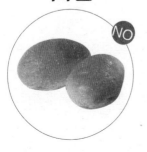

不宜吃的原因：

（1）面包的热量较高，一般的面包每100克的热量有1036千焦，糖尿病患者食用后容易引起肥胖，不利于糖尿病患者体重的控制。

（2）如今市面上的面包都含有很多糖类，一般的面包每100克中含有58.6克，糖尿病患者食用后会使血糖升高，不利于血糖的控制。

蛋糕

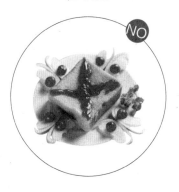

不宜吃的原因：

（1）蛋糕的热量较高，多食易致肥胖，不利于糖尿病病情的控制。

（2）蛋糕的原料主要成分中含有白糖，多食易使血糖升高。

（3）市面上推出的"无糖蛋糕"虽以木糖醇等甜味剂取代了蔗糖，但是蛋糕的主要成分为淀粉，经消化后会分解成大量的葡萄糖，所以也不宜多吃。

油条

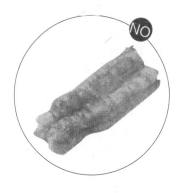

不宜吃的原因：

（1）油条经高温油炸而成，热量较高，而且许多营养成分也已经被破坏，多吃会使血糖上升，还会造成营养失衡。

（2）油条含钠量较高，每100克中含钠585.2毫克，多食易致水肿、血压升高。

（3）油条表面裹着大量油脂，不容易被消化，肠胃功能较差的糖尿病患者要慎食。

面条

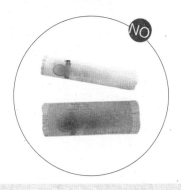

不宜吃的原因：

（1）面条的热量偏高，糖尿病患者食用容易使血糖升高，引起肥胖。

（2）面条含糖类较多，多食会使血糖上升，不利于糖尿病病情的控制。

（3）面条的血糖生成指数为81.6，属于高血糖生成指数的食物，其吸收的速度较快，食用后可使血糖迅速升高。

高粱

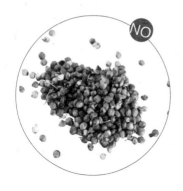

不宜吃的原因：

（1）高粱的糖类含量以及饱和脂肪酸的含量都较高，多食不利于血糖的控制。

（2）高粱中的钾和磷较多，它们需要通过肾脏排泄，这样会加重肾脏负担，因此并发有肾病的糖尿病患者需慎食。

（3）高粱中的单宁酸会影响蛋白质的吸收，不利于糖尿病患者对优质蛋白的摄取。

甘薯

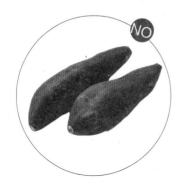

不宜吃的原因：

（1）甘薯中淀粉和糖的含量都较高，糖尿病患者不宜食用淀粉和糖含量过高的食物，因为淀粉和糖都极易使血糖升高，引起血糖的大波动，不利于糖尿病患者血糖的控制。

（2）甘薯中含有"气化酶"，多食可能出现烧心、肚胀排气等现象，不利于糖尿病病情的控制。

粳米

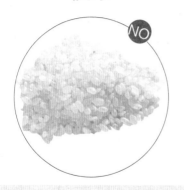

不宜吃的原因：

（1）粳米中淀粉的含量很高，淀粉是极易使血糖升高的物质，糖尿病患者食用后容易出现血糖升高，严重者还可能引发并发症。

（2）粳米具有很强的黏性，不容易消化，对于肠胃功能不好的糖尿病患者来说，无疑是增大了糖代谢的负担。

马铃薯

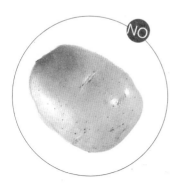

不宜吃的原因：

（1）马铃薯含淀粉量较高，糖尿病患者不宜多吃，食用时要相应减少主食的量。

（2）马铃薯中钾的含量很高，糖尿病并发肾病的患者食用后会增加肾脏负担，引起高钾血症。

（3）马铃薯的血糖生成指数为62，属于中等血糖生成指数食物，食用后较容易使血糖升高，糖尿病患者应慎食。

雪里蕻

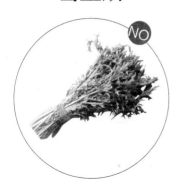

不宜吃的原因：

（1）糖尿病患者多属阴虚火旺体质，而雪里蕻性温，糖尿病患者久食之可积温成热，加重糖尿病病情。

（2）雪里蕻常常被腌制成咸菜，含盐量较高，糖尿病患者特别是并发有高血压病的患者要慎食。

（3）雪里蕻的含钾量较高，糖尿病并发有肾病的患者要慎食。

芋

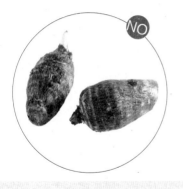

不宜吃的原因：

（1）芋的淀粉含量丰富，每100克芋中可含69.6克的淀粉，淀粉在体内易转化成葡萄糖，糖尿病患者应慎食。

（2）芋含有黏性多糖类物质，极易被消化和吸收，从而引起血糖快速上升，使血糖更难控制。

（3）芋的含钾量较高，糖尿病并发肾病的患者多食易引起高钾血症。

菱角

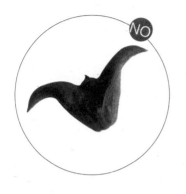

不宜吃的原因：

（1）菱角的淀粉含量较高，易使血糖升高，研究表明，每吃三颗菱角，就要少吃一口饭，所以糖尿病患者要慎食。

（2）菱角中钾的含量很高，糖尿病并发肾病患者不能多食，以免增加肾脏的负担，影响病情。

香椿

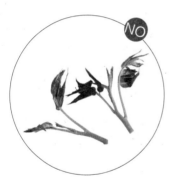

不宜吃的原因：

（1）香椿可助阳，而阴虚燥热的糖尿病患者食用只会加重肝火，影响病情。

（2）香椿虽有润肤明目的功效，但多食可能会导致青光眼等眼疾，所以糖尿病并发眼病的患者，更应少吃香椿。

（3）香椿的钾、磷含量较高，多食会加重肾脏的负担，糖尿病并发有肾病的患者应慎食。

百合

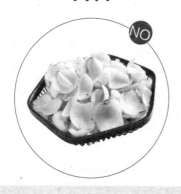

不宜吃的原因：

（1）百合中淀粉的含量较高，食用后容易转化成葡萄糖，使血糖升高。

（2）人们常食用干百合，而干百合淀粉含量比鲜百合高，因此，干百合不适宜糖尿病患者食用。

（3）百合的含钾量极高，每100克中含钾510毫克，糖尿病并发肾病的患者尤其要注意。

甜菜

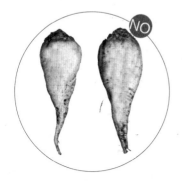

不宜吃的原因：

（1）甜菜中糖类的含量较高，糖尿病患者食用后可引起血糖升高。

（2）甜菜的血糖生成指数为64，属于中等血糖生成指数食物，食用后会使血糖快速升高，糖尿病患者需慎食。

（3）甜菜的含钾量比较高，每100克中含钾254毫克，糖尿病并发肾病的患者要慎食。

韭菜

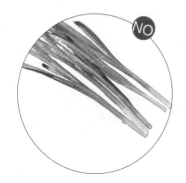

不宜吃的原因：

（1）韭菜性温，有温肾助阳的功效，适合阳虚者食用，而早、中期糖尿病患者多属阴虚体质，不宜过多食用。

（2）韭菜能昏目，有眼部疾病者不适宜吃，否则会加重病情，所以糖尿病并发眼部疾病的患者更要禁吃。

（3）韭菜的含钾量较高，糖尿病并发肾病的患者需慎食。

藕

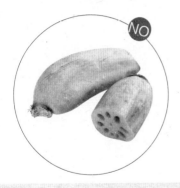

不宜吃的原因：

（1）藕中淀粉的含量较高，多食易引起血糖升高。

（2）藕性寒、凉，对于脾胃功能虚弱的糖尿病患者来说，容易引起腹泻等不适症状。

（3）藕含钾量丰富，并发有肾病的糖尿病患者要慎食。

肥猪肉

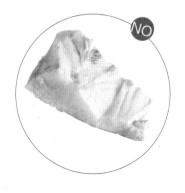

不宜吃的原因：

（1）肥猪肉的脂肪含量很高，所以其热量也很高，不利于糖尿病患者血糖和体重的控制。

（2）肥猪肉中含有大量的饱和脂肪酸和胆固醇，二者可结合沉淀于血管壁，诱发动脉硬化等心脑血管并发症。

猪肝

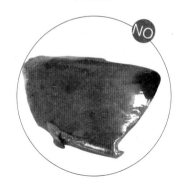

不宜吃的原因：

（1）猪肝中胆固醇含量较高，不利于血糖控制。

（2）猪肝中含有丰富的钾和磷，会增加肾脏负担，不利于肾脏的病情恢复。

（3）猪肝中的铁含量丰富，适当食用可改善贫血患者的造血功能，但是如多食会使体内储存较多的元素铁，从而加重机体损伤，加重糖尿病病情。

猪肚

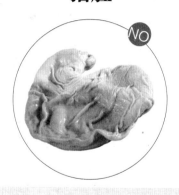

不宜吃的原因：

（1）猪肚含有较多的胆固醇，糖尿病患者食用后会加重其脂质代谢紊乱，促进脂肪转化为血糖，不利于血糖控制。

（2）过多食用含胆固醇高的猪肚会增加糖尿病患者发生高血压、动脉硬化等并发症的风险。

猪蹄

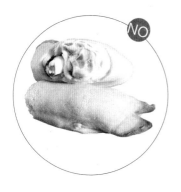

不宜吃的原因：

（1）猪蹄含热量较高，且含有较多的脂肪和胆固醇，糖尿病患者多食可引起血糖升高，甚至引发心脑血管并发症。

（2）猪蹄中含量丰富的胶原蛋白性质较稳定，不易被消化，胃肠功能较弱的糖尿病患者要慎食。

腊肉

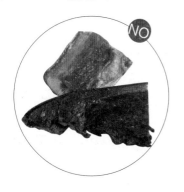

不宜吃的原因：

（1）腊肉多用五花肉制成，其热量和脂肪含量都非常高，食用后不利于血糖的控制，这样对糖尿病患者的心血管也很不利。

（2）腊肉中含有的钾、磷、钠都极高，食用后会严重地增加肾脏的负担，糖尿病并发肾病患者更要注意。

炸鸡

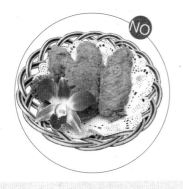

不宜吃的原因：

（1）炸鸡的热量较高，食用后容易使血糖升高。

（2）炸鸡中饱和脂肪酸的含量很高，糖尿病患者食用后易诱发心脑血管并发症。炸鸡在高温煎炸的过程中，维生素流失严重，而且还可能产生有害物质。

（3）炸鸡中的钠含量极高，多食容易引起水肿，甚至引发高血压。

鸡心

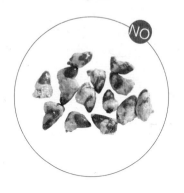

不宜吃的原因：

（1）鸡心中含有的脂肪和胆固醇较多，如过量摄入会使脂质代谢紊乱，促使脂肪转化为血糖，从而升高血糖。

（2）鸡心中钾、磷的含量较高，糖尿病并发肾病的患者更要少吃或忌吃，否则会加重肾脏负担，影响病情。

香肠

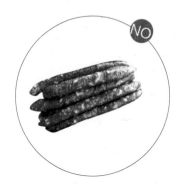

不宜吃的原因：

（1）香肠中热量很高，食用过多不利于糖尿病患者体重的控制。

（2）香肠中脂肪含量很高，多食可使血糖升高，还有可能引发心血管并发症。

（3）香肠中钠的含量极高，每100克中含有钠2309.20毫克，对于糖尿病并发高血压病的患者来说尤为不利，需禁食。

鹅肝

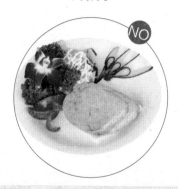

不宜吃的原因：

（1）鹅肝中胆固醇的含量极高，糖尿病患者不宜多食，否则容易引发心脑血管并发症。

（2）鹅肝中钾、磷的含量很高，糖尿病并发肾病的患者食用后可加重肾脏的负担，不利于病情的控制。

柿子

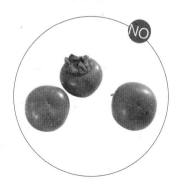

不宜吃的原因：

（1）柿子中的含糖量极高，每100克熟柿子含糖可达20克，且主要是葡萄糖、蔗糖和果糖，能使血糖快速上升。

（2）柿子性寒，肠胃虚寒的糖尿病患者多食易造成腹泻。此外，柿子常被制成柿饼，含糖量也很高，也应禁食。

甘蔗

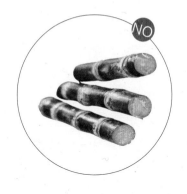

不宜吃的原因：

（1）甘蔗中含有糖量高达12%，且主要以蔗糖、葡萄糖和果糖为主，容易被吸收，造成血糖快速升高。

（2）甘蔗属寒性水果，多食易造成腹泻，对于肠胃虚寒的糖尿病患者尤为不利。

甜瓜

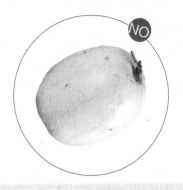

不宜吃的原因：

（1）甜瓜性质寒凉，糖尿病患者自身免疫力较弱，多食易导致腹泻等，特别是肠胃虚寒的糖尿病患者不宜食用。

（2）甜瓜的含钾量较高，并发有肾病的糖尿病患者存在钾、磷代谢障碍，易发生高钾血症等，宜慎食。

榴莲

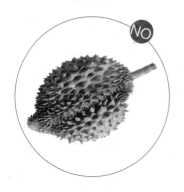

不宜吃的原因：

（1）榴莲中热量及糖分含量较高，易升高血糖。

（2）榴莲的血糖生成指数较高，糖分易被吸收从而使血糖迅速升高。

（3）榴莲性质温热，多食可加重糖尿病患者阴虚火旺病情。

（4）榴莲属于高钾水果，多食不利于糖尿病并发肾病患者的病情。

葡萄

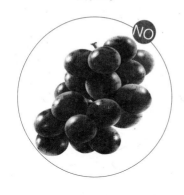

不宜吃的原因：

（1）中医认为，多食葡萄易生内热，故糖尿病有"消渴"症状之人应忌食。

（2）葡萄富含葡萄糖，食用后可使血糖快速上升。

（3）葡萄富含钾，糖尿病患者特别是并发有肾病者不宜食用。

龙眼

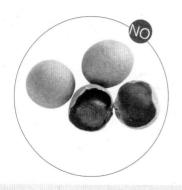

不宜吃的原因：

（1）龙眼性质温热，易加重糖尿病患者阴虚火旺的病情。

（2）龙眼中葡萄糖的含量高达25%，易升高血糖。

（3）龙眼的血糖生成指数很高，容易使血糖快速升高。

（4）龙眼中钾的含量丰富，会增加糖尿病患者的肾脏负担。

梨

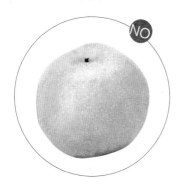

不宜吃的原因：

（1）梨的含糖量较高，且以葡萄糖和果糖为主，易被人体吸收，从而使血糖快速升高。

（2）梨性偏寒凉，多食会伤肠胃，伴有肠胃功能虚弱的糖尿病患者应慎食。

哈密瓜

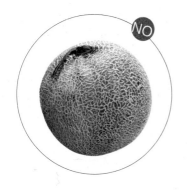

不宜吃的原因：

（1）哈密瓜的含糖量较高，且血糖生成指数较高，食用后易于被人体吸收，会快速升高血糖，不利于血糖控制。

（2）哈密瓜性凉，脾胃虚弱的糖尿病患者需慎食。

（3）哈密瓜属于高钾水果，每100克中含钾190毫克，并发有肾病的糖尿病患者需慎食。

香蕉

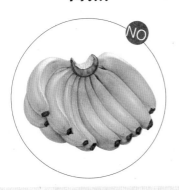

不宜吃的原因：

（1）香蕉含糖量高达21%，而且以葡萄糖和果糖等单糖为主，极易被吸收，能使血糖迅速上升。

（2）香蕉属于高钾水果，每100克中含钾256毫克，这样会加重糖尿病患者的肾脏负担。

（3）脾胃虚寒、便溏腹泻、胃酸过多者均不宜吃香蕉。

咸鸭蛋

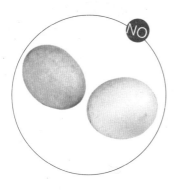

不宜吃的原因：

（1）咸鸭蛋中胆固醇的含量很高，伴有脂质代谢紊乱的糖尿病患者食用后容易引起血糖升高，能够诱发动脉硬化等并发症。

（2）咸鸭蛋在加工制作过程中加入了大量的盐腌渍，摄入过多对心血管不利，容易诱发高血压等并发症。

鸭蛋黄

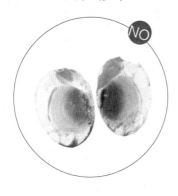

不宜吃的原因：

（1）鸭蛋黄的热量很高，多余的热量摄入可使血糖上升，对糖尿病患者不利。

（2）鸭蛋黄中的胆固醇含量高，过量食用可加重糖尿病患者的脂质代谢紊乱，促使脂肪转化为血糖，使血糖升高。

（3）鸭蛋黄中饱和脂肪酸含量较高，饱和脂肪酸与胆固醇结合沉淀于血管壁，容易诱发动脉硬化等心脑血管并发症。

鸡蛋黄

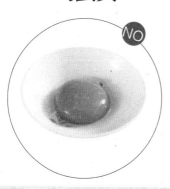

不宜吃的原因：

（1）鸡蛋黄中含有丰富的三酰甘油，过量食用会使糖尿病患者的脂质代谢紊乱加重，不利于血糖控制。

（2）鸡蛋黄中胆固醇的含量极高，糖尿病患者过量食用容易诱发高脂血症、动脉硬化等心脑血管并发症。

牛油

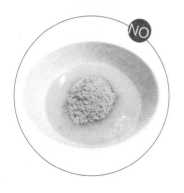

不宜吃的原因：

（1）牛油的脂肪含量和热量都极高，糖尿病患者食用后会引起体重增加和血糖升高，不利于病情控制。

（2）牛油中的胆固醇含量和饱和脂肪酸含量都很高，多食容易引起冠心病、动脉硬化等心脑血管并发症。

可乐

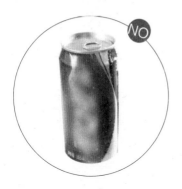

不宜吃的原因：

（1）可乐营养低热量高，容易诱发肥胖，不利于血糖控制。

（2）可乐中主要含精制糖，这种糖在人体中可不经任何转化而直接被人体吸收，从而使血糖快速升高。

（3）可乐中焦糖色素等可能导致胰岛素抵抗，诱发血糖升高。

啤酒

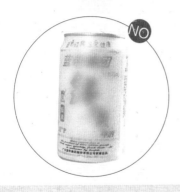

不宜吃的原因：

（1）啤酒中的热量虽然不高，但不注意饮用的量也不利于血糖控制。

（2）酒精会损害人体的胰腺，使胰岛素的分泌过量或缺乏，造成低血糖或高血糖。

（3）啤酒由麦芽经糖化作用酿造而成，含大量麦芽糖成分，糖尿病患者不宜饮用。

白葡萄酒

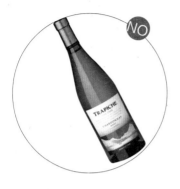

不宜吃的原因：

（1）白葡萄酒的乙醇含量也不低，其体积分数一般为8%～20%，糖尿病患者过量饮用可使体重增加、血糖升高。

（2）白葡萄酒如摄入过多，可导致肝脏损害，影响肝脏的脂质代谢，使血糖升高，严重者还可导致脂肪肝、心血管等疾病。

绿豆糕

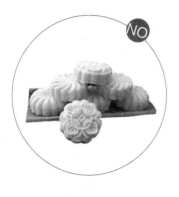

不宜吃的原因：

（1）绿豆糕热量较高，肥胖型糖尿病患者尤不宜食用。

（2）绿豆糕含糖量较高，容易使血糖升高。

（3）绿豆糕中钾的含量较高，糖尿病患者食用后会增加肾脏的负担，对并发有肾病的患者尤为不利。

年糕

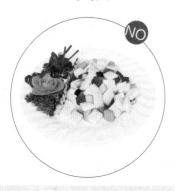

不宜吃的原因：

（1）年糕的主要原料是糯米，属于高血糖生成指数食物，糖尿病患者不宜吃。

（2）年糕的糖类含量很高，每100克含量为34.7克，糖尿病患者食用后容易使血糖升高。

（3）年糕黏性较强，不容易被消化，肠胃功能较弱的糖尿病患者忌吃。

冰糖

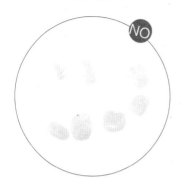

不宜吃的原因：

（1）冰糖中的糖类含量极高，将近100%，糖尿病患者食用后容易引起高血糖，影响糖尿病病情。

（2）冰糖中所含的糖为单糖，血糖生成指数很高，极易被人体吸收从而使血糖快速升高。

红糖

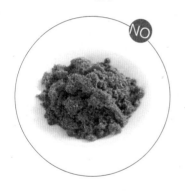

不宜吃的原因：

（1）中医认为，红糖性温，多食会助热上火，早期和中期的糖尿病患者多属阴虚火旺体质，不宜多吃。

（2）红糖的糖类含量极高，食用后可使血糖快速升高。

（3）红糖中的钾含量较高，尤不适宜于并发有肾病的糖尿病患者食用。

八角茴香

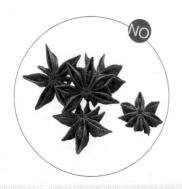

不宜吃的原因：

（1）八角茴香的热量较高，过多的热量摄入容易使血糖升高，引起肥胖，不利于糖尿病病情。

（2）八角茴香中的钾含量较高，而糖尿病患者并发肾病者有钾、磷的代谢障碍，如摄入过多无疑会增加肾脏的负担。

（3）中医认为，八角茴香有温阳散寒之功，糖尿病等阴虚火热体质者不宜食用。

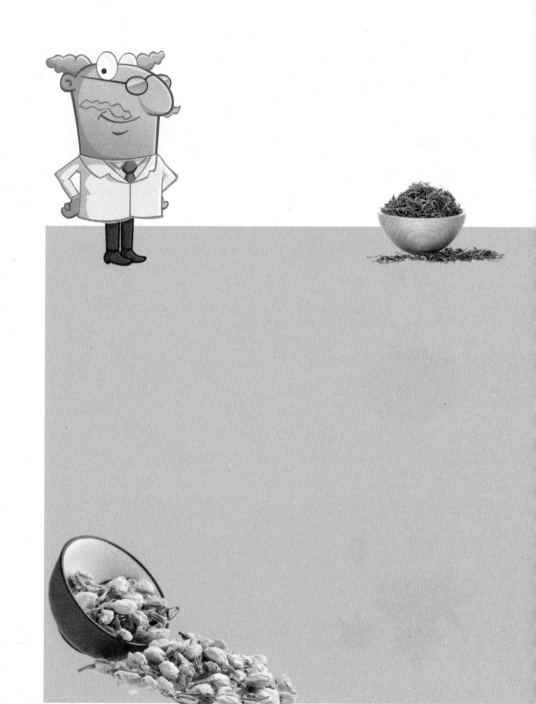

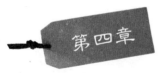

第四章

降糖第四关
稳定血糖的中药材及药膳

中药降糖一般没有西药快，但它注重整体调控，在改善症状等方面明显优于西药，适合于2型糖尿病患者以及伴有慢性血管神经并发症者。但对1型糖尿病患者来说，中药就不适合，因为患者自身没有或仅有极少量的胰岛素产生，需完全依赖外援的胰岛素来维持正常的生理需要，一旦中止胰岛素治疗则会出现酮症酸中毒而危及生命。本章将为您详细介绍中医对糖尿病的辨证论治及具有降糖作用的中药材和相关的中药名方、药膳，以供读者参考。

糖尿病中医分型及中药食疗方

◎中医对糖尿病早有研究，本章列出糖尿病的中医分型以及一些利于降血糖的药材及中药食疗方。

1. 辨证分型

中医将消渴病分为上消、中消、下消三个证型。以烦渴多饮为"上消"，消谷善饥为"中消"，渴而便数有膏为"下消"。

上消

肺热伤津

主症：患者自觉烦躁易怒、口干舌燥、口渴多饮、小便频数、舌尖红、苔薄黄而干、脉洪数等。中医治疗此型糖尿病的代表方为：消渴方（黄连末、牛乳、天花粉末、藕汁、姜汁、蜂蜜）。

对症药材：生地、麦冬、玉竹、知母、沙参、桑叶、山药等。

对症食材：冬瓜、苦瓜、薏米、豆腐、菠菜、鲫鱼、兔肉、鸭肉等。

中消

（1）胃热炽盛

主症：患者多食易饥饿，形体消瘦，尿量频多，大便干燥，舌红苔黄而干燥，脉滑而有力。治疗此型糖尿病的代表方剂为：玉女煎（熟地、石膏、知母、麦冬、牛膝）。

对症药材：玉竹、玉米须、天花粉、葛根、知母、金银花、黄连、生地、玄参、莲心、麦冬等。

对症食材：苦瓜、西瓜、莲子、薏米、马齿苋、鸭肉、兔肉、海带、南瓜、黄瓜、冬瓜等。

（2）气阴两虚

主症：口渴多饮，多食易饥与大便溏泻并见，或饮食减少，精神不振、四肢乏力、身体消瘦、骨蒸劳热、自汗盗汗、舌质淡、苔白而干、脉象弱。治疗此型的代表方为：生脉散合六味地黄丸（麦冬、五味子、人参、山药、山茱萸、熟地、丹皮、泽泻、茯苓）或七味白术散（人参、白茯苓、炒白术、藿香叶、木香、甘草、葛根）。

对症药材：黄精、枸杞子、沙参、麦冬、天冬、玉竹、人参、西洋参、熟地、黄芪、山楂、白术等。

对症食材：鳖、老鸭、乌鸡、

牛奶、牛肚、鲫鱼、燕窝、蛤蜊、菠菜、芹菜、蘑菇等。

下消

（1）肾阴亏虚

主症：多饮多尿，尿液混浊如淘米水，或尿甜、口干唇燥，或伴腰膝酸软、五心烦热、头晕目昏、皮肤干燥瘙痒、舌质红、少苔或无苔、脉细数。中医治疗代表方：六味地黄丸加减（山药、山茱萸、熟地、丹皮、泽泻、茯苓）。

对症药材：熟地、枸杞子、山药、何首乌、黄精、沙参等。

对症食材：鳖、牡蛎、乌鸡、兔肉、鸭肉、芝麻、牛奶、黑木耳等。

（2）阴阳两虚

主症：小便频数，混浊如淘米水样，甚至饮多少尿多少、面色黧黑、皮肤焦干、腰膝酸软、形寒肢冷、阳痿不举、神疲乏力、舌淡苔白而干、脉沉细无力。中医治疗代表方：金匮肾气丸加减（附子、桂枝、干地黄、山药、山茱萸、丹皮、泽泻、茯苓）。

对症药材：人参、西洋参、山药、黄芪、熟地、女贞子、黄精等。

对症食材：洋葱、韭菜、龟肉、鳖、大蒜、牛肉、鸽子肉等。

2. 常见并发症及治疗

白内障、夜盲症、耳聋 治疗以养肝补肾、滋阴养血为主。方药：杞菊地黄丸（中成药，药房有售），温水送服，一日2次，一次8～10粒。

疮疡、痈疽（相当于西医的皮肤溃疡、坏疽） 治疗以清热解毒、消痈敛疮为主。方药：五味消毒饮加减。金银花30克，蒲公英20克，野菊花、紫花地丁、紫背天葵子、白及、丹参各15克，煎汤两次，兑匀，分两次服用，一日一剂。

高血压、高脂血症、动脉硬化、冠心病（血瘀型） 治疗以滋阴止渴、活血化瘀为主。方药：降糖活血方。生黄芪、益母草、玄参、丹参各30克，山药、苍术、葛根、生地、熟地各15克，当归、赤芍、川芎、木香各10克，煎水，分两次服用，一日一剂。

阳痿、不育（肾阳虚型） 治疗以补肾壮阳、益精填髓为主。方药：右归丸加减。熟地、山药、紫河车粉各30克，山茱萸、枸杞子、菟丝子各18克，杜仲、巴戟、鹿角胶、陈皮各15克，海狗肾10克，煎汤两遍，兑匀，分两次服用，一日一剂。

卒中后遗症（阴虚风动型） 治疗以育阴熄风、活血通络为主。方药：育阴通络汤。钩藤、桑寄生各30克，生地、花粉各20克，玄参、石斛、女贞子、丹参、广地龙、赤白芍各15克，菊花、枸杞子各10克，煎水两遍，兑匀，分两次服用，一日一剂。

140

三七

【别名】田七、田三七、血参、参三七

【性味归经】性温，味甘、微苦。归肺、心、肝经

【关键词】三七皂苷

三七中富含三七皂苷，这种成分对血糖的影响取决于人体的状态及机体血糖水平，可升高或降低血糖，三七调节血糖具有双向性，血糖高者可调低，血糖低者可调高。另外，三七还能降低血脂水平，能预防高血压和高脂血症。

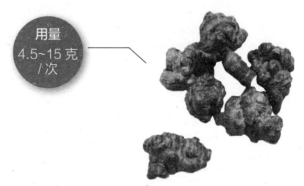

用量
4.5~15克
/次

食疗作用 三七具有止血散瘀、消肿止痛的功效，可治疗吐血、咯血、便血、月经过多、产后等各种出血症，以及跌打损伤、痈肿疼痛等症。

搭配宜忌

宜
三七 + 乌鸡 ➙ 补虚活血
三七 + 猪肉 ➙ 补虚强壮

忌
三七 + 猪血 ➙ 会降低药效
三七 + 菠菜 ➙ 会降低药效

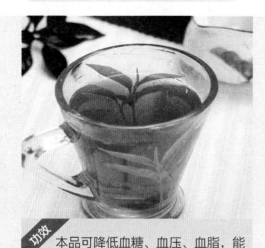

功效
本品可降低血糖、血压、血脂，能预防心脑血管方面的并发症发生。

▎三七丹参茶

原料

三七10克，丹参5克

制作

（1）将三七、丹参洗净，再放入装有800毫升水的锅中煎煮15分钟。

（2）滤渣取汁倒入茶杯中当茶饮用，一日一杯。

山楂

【别名】映山红果、酸枣

【性味归经】性微温，味酸、甘。归脾、胃、肝经

【关键词】解酯酶、维生素C、胡萝卜素、黄糖类物质

山楂中含有解酯酶、维生素C、胡萝卜素、黄糖类物质等，既可解油腻，还能促进肉食消化，有助于糖尿病患者体内的胆固醇转化。山楂还能预防高血压、高脂血症以及糖尿病性脑血管疾病发生。

用量
10~15克
/次

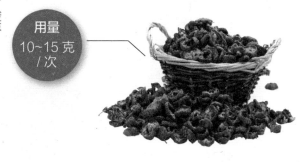

| 食疗作用 | 山楂有消食化积、行气散瘀、收敛止泻等功效。主治肉食积滞、胃脘胀满、泻痢腹痛、瘀血经闭、高脂血症、高血压、糖尿病等症。 |

搭配宜忌

宜
山楂 + 莲子 ➡ 有消食健胃的功效
山楂 + 银耳 ➡ 有消食健胃的功效

忌
山楂 + 海鲜 ➡ 易引起消化不良
山楂 + 柠檬 ➡ 易引起消化不良

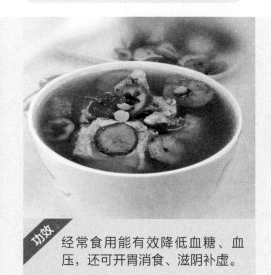

功效 经常食用能有效降低血糖、血压，还可开胃消食、滋阴补虚。

▌山楂猪骨汤

原料

山楂片50克，猪脊骨段150克，黄精8克，清汤、盐各适量

制作

将猪脊骨段氽水。净锅上火倒入清汤，再下入猪脊骨、山楂片、黄精炖至熟烂，调入盐烧开即可。喝汤食肉；一日一碗。

枸杞子

【别名】杞子、红青椒、枸杞果、枸杞豆

【性味归经】性平，味甘。归肝、肾经

【关键词】枸杞多糖

枸杞子含有丰富的枸杞多糖，能增加糖尿病患者多胰岛素的敏感性，增加肝糖原的储备，降低血糖水平，尤其适合2型糖尿病患者食用，对糖尿病引起的视网膜炎并发症有良好的防治效果。

用量
5~10克
/次

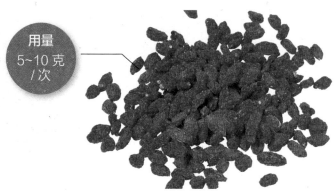

| 食疗作用 | 枸杞子具有滋阴润肺、补肝肾、明目、止消渴的功效。主治肝肾阴亏、腰膝酸软、头晕目眩、目昏多泪、虚劳咳嗽、消渴病、遗精。 |

搭配宜忌

宜　枸杞子 + 百合 ➤ 滋阴、降压降糖
　　枸杞子 + 兔肉 ➤ 滋阴降火、降糖

宜　枸杞子 + 莲子 ➤ 降压降糖
　　枸杞子 + 菊花 ➤ 降压降糖

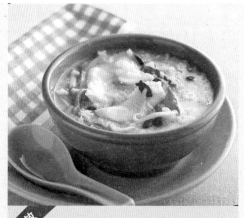

功效　本品有降血压、降血糖和降血脂的功效，日常食用可滋养脾胃。

▌枸杞子鱼片粥

原料

鲫鱼肉100克，米饭100克，香菇丝、笋丝、枸杞子、高汤、盐各适量

制作

（1）将鲫鱼肉切薄片。

（2）香菇丝、笋丝、高汤和米饭放入锅中，熬成粥状；放入鲫鱼片、枸杞子，加盐调味，煮熟即可。

人参

【别名】山参、园参、地精

【性味归经】性微温，味甘、微苦。归心、肺、脾经

【关键词】人参皂苷、人参多糖

人参中所含的人参皂苷、人参多糖能刺激胰腺释放胰岛素，可显著降低四氧嘧啶引起的高血糖。人参还能预防糖尿病并发的高血压、冠心病、动脉硬化等症。

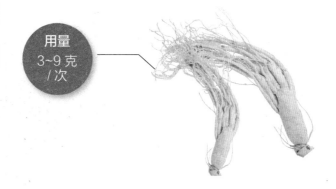

用量
3~9克
/次

食疗作用

人参具有大补元气、复脉固脱、补脾益肺、生津安神的功效。常用于治疗肢冷脉微、脾虚食少、肺虚喘咳、津伤口渴、惊悸失眠等症。

搭配宜忌

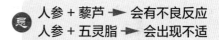

宜

人参 + 山药 ➡ 可益气生津

人参 + 老鸭 ➡ 可益气生津

忌

人参 + 藜芦 ➡ 会有不良反应

人参 + 五灵脂 ➡ 会出现不适

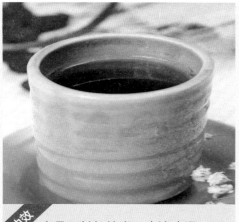

功效 本品可益气补虚、生津止渴，适合体质虚弱的患者饮用。

人参红茶

原料

人参片10克，红茶5克

制作

（1）将人参片、红茶洗净放入锅中。

（2）加适量水，煮沸后再煮5分钟即可饮用。一日一剂，分两次服用。

玉米须

【别名】玉麦须、玉蜀黍蕊、棒子毛

【性味归经】性平，味甘。归膀胱、肝、胆经

【关键词】皂苷类物质

玉米须中含有丰富的皂苷类物质，皂苷类物质能刺激胰腺释放胰岛素，从而达到降低血糖的效果，是降血糖的良药。玉米须还有降压作用，可有效防治糖尿病性高血压。

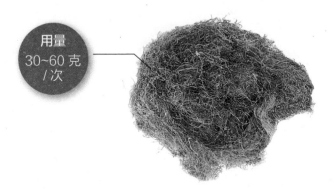

用量
30~60克
/次

| 食疗作用 | 玉米须具有利尿、泻热、平肝、利胆的功效。临床上常用来治疗小便不通、肾炎水肿、足癣、高血压、高脂血症、糖尿病等症。 |

搭配宜忌

宜
玉米须 + 荸荠 ➡ 滋阴、生津利尿
玉米须 + 冬瓜 ➡ 生津利尿

宜
玉米须 + 白茅根 ➡ 滋阴降糖
玉米须 + 芦根 ➡ 清热、降糖

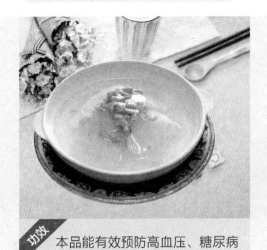

功效 本品能有效预防高血压、糖尿病并发症。

▌冬瓜玉米须

原料

带籽冬瓜300克，虾米20克，玉米须10克

制作

（1）将冬瓜皮、肉、子分开，并将冬瓜子剁碎，玉米须洗净，将所有材料放入锅中，加水煮20分钟。

（2）调入盐，滤渣取饮，食冬瓜肉。

西洋参

【别名】花旗参、西洋人参、洋参、广东人参

【性味归经】性凉，味甘、微苦。归肺、胃经

【关键词】西洋参皂苷

西洋参富含西洋参皂苷，西洋参皂苷对人体的血糖水平具有双向的调节作用，即过高和过低的血糖都可调节到正常水平，是调节血糖的良药。西洋参还具有抗溶血、降低血液凝固性、抑制血小板凝聚、抗动脉硬化等作用。

用量 2.4~6克/次

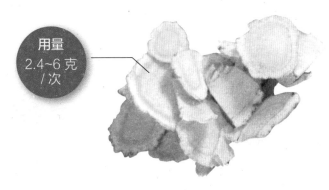

食疗作用　西洋参具有益肺阴、清虚火、生津止渴的作用。主治肺虚久咳、咽干口渴、虚热烦倦，还可以治疗肺结核、伤寒、慢性肝炎等症。

搭配宜忌

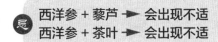

宜　西洋参 + 乌鸡 ➡ 益气补血
　　西洋参 + 大枣 ➡ 清热解暑

忌　西洋参 + 藜芦 ➡ 会出现不适
　　西洋参 + 茶叶 ➡ 会出现不适

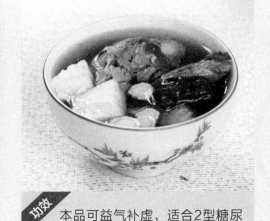

功效 本品可益气补虚，适合2型糖尿病患者食用，可改善体虚症状。

西洋参冬瓜野鸭汤

原料

西洋参6克，冬瓜（连皮）300克，野鸭块500克，石斛50克，生姜、大枣各适量

制作

（1）将全部用料洗净放入锅内，注水烧开后转小火煲2小时。

（2）加盐调味，盛出即可。

金银花

【别名】忍冬花、银花、苏花、金花、金藤花

【性味归经】性寒，味甘。归肺、胃经

【关键词】绿原酸

金银花含有丰富的绿原酸，不但能够修复损伤的胰腺 β 细胞，还能改善机体的胰岛素抵抗，激活受体，增强受体对胰岛素的敏感性，从而达到降低血糖的效果。

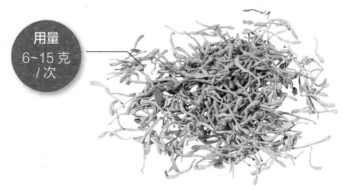

用量
6~15克
/次

食疗作用

金银花具有清热解毒、疏散风热的功效。主治外感风热、温病初起、热毒血痢，以及痈疡、肿毒、瘰疬、痔漏等一切内外疮痈。

搭配宜忌

宜　金银花 + 芦根 ➡ 清热解毒
　　金银花 + 绿豆 ➡ 降低血糖

宜　金银花 + 鱼腥草 ➡ 清肺排脓
　　金银花 + 黄连 ➡ 清热解毒

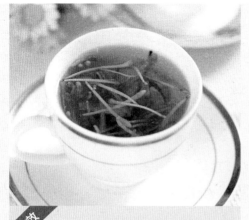

功效　本品可清热解毒、消炎杀菌，能有效降低血糖。

大蒜金银花茶

原料

大蒜30克，金银花10克

制作

将大蒜洗净，去皮，捣烂，与金银花一起加700毫升水煮沸即可当茶饮。一日饮一剂。

黄连

【别名】味连、川连、鸡爪连

【性味归经】性寒，味苦。归胃、大肠经

【关键词】小檗碱

黄连中所含有的小檗碱可促进体内胰岛素的合成，维持胰岛素的功能，从而有效地降低血糖幅度，适合2型糖尿病患者食用。而且黄连还可使尿蛋白呈下降趋势，对改善糖尿病性肾病有一定的作用。

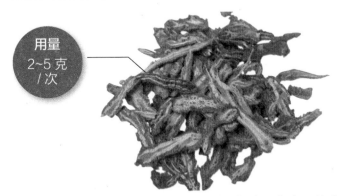

用量
2~5克
/次

食疗作用

黄连具有泻火燥湿、解毒杀虫的功效。可治时行热毒、伤寒、热盛心烦、痞满呕逆、菌痢、热泻腹痛、肺结核、吐血、消渴等症。

搭配宜忌

宜 黄连 + 鲫鱼 ➡ 降血糖、血脂
黄连 + 乌鸡 ➡ 降血糖、血脂

宜 黄连 + 干姜 ➡ 治脾胃虚寒
黄连 + 黄檗 ➡ 泻火解毒

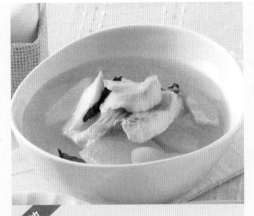

功效 本品可泻火排毒、生津利尿，适合阴虚火旺型糖尿病患者。

黄连冬瓜鱼片汤

原料

鱼肉片100克，去皮冬瓜150克，黄连5克，知母3克，盐适量

制作

（1）将鱼肉片、去皮冬瓜片洗净；黄连、知母洗净，放入药袋。

（2）将材料放入锅中，注水以中火煮沸至熟，取出药袋，加盐即可。

黄芪

【别名】北芪、绵芪、口芪、西黄芪

【性味归经】性温，味甘。归脾、肺经

【关键词】黄芪多糖

黄芪含黄芪多糖，能降低血糖、改善糖耐量异常，还能减少腹部脂肪，增加胰岛素的敏感性，适合糖尿病、肥胖症患者食用。黄芪还能利尿消肿，延缓肾脏组织的纤维化、硬化过程，可预防糖尿病性肾病。

用量
9~30克
/次

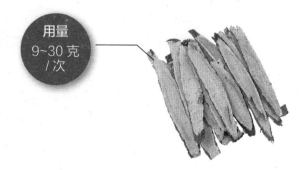

食疗作用　黄芪具有补气固表、利尿、排脓敛疮、生肌的功效。常用于慢性衰弱，尤其表现有中气虚弱的患者。

搭配宜忌

宜　黄芪 + 人参 ➡ 益气补虚
　　黄芪 + 山药 ➡ 滋阴生津

宜　黄芪 + 党参 ➡ 补气健脾
　　黄芪 + 白术 ➡ 补中益气

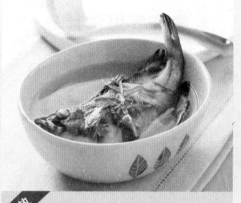

功效 经常食用，能降低血糖、补气健脾、增强患者体质。

黄芪山药鱼汤

原料

石斑鱼300克，黄芪15克，干山药20克，葱丝、盐、姜片各适量

制作

（1）黄芪、干山药放入锅中，加水煮开；转小火熬15分钟；

（2）放入姜片和洗净的石斑鱼，中火煮10分钟，加盐、葱丝即可。

玉竹

【别名】葳蕤、委萎、女萎、萎莎、节地

【性味归经】性平，味甘。归肺、胃经

【关键词】山奈酚、铃兰苷、槲皮醇苷

玉竹含有铃兰苷、山奈酚、槲皮醇苷等生物活性物质，能消除机体对胰岛素的抵抗，平衡胰腺功能，修复胰腺细胞，增强胰岛素的敏感性，对血糖有双向调节的作用。

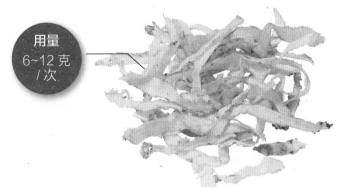

用量
6~12克
/次

食疗作用 玉竹具有养阴润燥、除烦止渴的功效，主治热病阴伤、咳嗽烦渴、虚劳发热、小便频数，还能加强心肌收缩力，可防治冠心病。

搭配宜忌

宜 玉竹 + 山药 ➤ 滋阴润肺
玉竹 + 沙参 ➤ 生津止渴

宜 玉竹 + 麦冬 ➤ 清热养阴
玉竹 + 桑叶 ➤ 清肺热

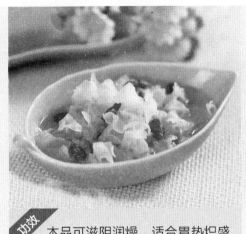

功效 本品可滋阴润燥，适合胃热炽盛型的糖尿病患者食用。

▌玉竹银耳枸杞子汤

原料

玉竹12克，枸杞子20克，银耳10克

制作

将玉竹、枸杞子洗净，银耳洗净泡发，一起放入沸水锅中，煮10分钟即可。

葛根

【别名】干葛、甘葛、粉葛、黄葛根

【性味归经】性凉，味甘、辛。归肺、脾、肾经

【关键词】黄糖类物质、葛根素

葛根中的黄酮类物质和葛根素能促进血糖提早恢复正常并能增加脑及冠状血管血流量，防止微血管病变，对改善糖尿病患者微血管病变所致的周围神经损伤、视网膜病变和肾功能病变有良好的效果。

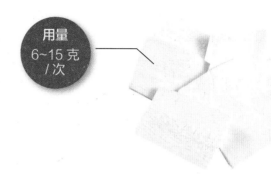

用量
6~15克
/次

食疗作用　葛根具有升阳止泻、透疹解毒、解肌退热、生津止渴的功效。主治伤寒、发热头痛、腹泻、痢疾、高血压、心绞痛、耳聋等症。

搭配宜忌

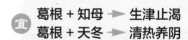

宜　葛根 + 牛肉 ➡ 益气补虚
　　葛根 + 黄芪 ➡ 健脾强胃

宜　葛根 + 知母 ➡ 生津止渴
　　葛根 + 天冬 ➡ 清热养阴

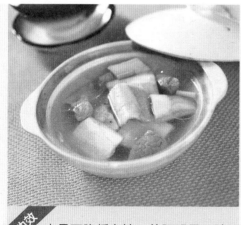

功效　本品可降低血糖、养肝明目，防治视网膜病变等并发症。

▌葛根猪肝汤

原料

猪肝200克，葛根15克，盐、味精、葱花、芝麻油、胡椒粉各适量

制作

（1）将猪肝洗净切块，焯水，备用。

（2）砂锅中，放入猪肝、葛根和盐、味精、葱花、芝麻油等，烧煮片刻，撒上胡椒粉即可。

山药

【别名】怀山药、淮山药、山芋、山薯、山蓣

【性味归经】性平，味甘。归肺、脾、肾经

【关键词】黏液蛋白

山药中含有大量的黏液蛋白，有降低血糖、防止血脂沉淀在血管壁的作用。山药含有的营养成分和黏液质、淀粉酶等，有滋补作用，能助消化、补虚劳、益气力、长肌肉。

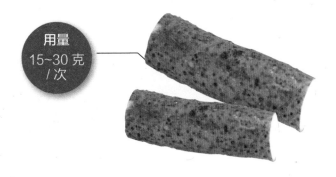

用量
15~30克
/次

食疗作用 山药具有补脾养胃、生津益肺、补肾涩精、聪耳明目等作用。常用于治疗脾虚食少、久泻不止、肺虚喘咳、肾虚遗精、带下等症。

搭配宜忌

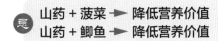

宜　山药 + 党参 → 可健脾补血
　　山药 + 鸭肉 → 可健脾补血

忌　山药 + 菠菜 → 降低营养价值
　　山药 + 鲫鱼 → 降低营养价值

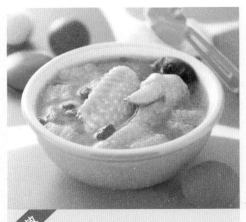

功效 本品可补气健脾，适合体质虚弱的糖尿病患者食用。

山药鸡汤

原料

鸡翅200克，干山药、鲜香菇各20克，枸杞子15克，党参10克，盐适量

制作

将鸡翅洗净，剁小块；干山药、鲜香菇、枸杞子、党参分别洗净，一起放入锅中，炖煮至鸡肉熟烂，加盐调味即可。

地骨皮

【别名】地节、枸杞根、苟起根、枸杞根皮

【性味归经】性寒，味甘。归肺、肝、肾经

【关键词】生物碱、桂皮酸酚、甜菜碱

地骨皮含有丰富的生物碱、桂皮酸酚、甜菜碱、亚油酸等成分，能减轻对胰腺 β 细胞的结构损害，有降低血糖、血压的作用，可防治糖尿病性高血压、动脉硬化等症。

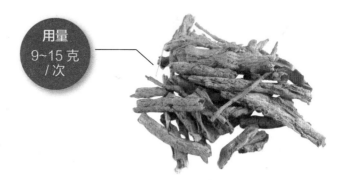

用量
9~15克
/次

食疗作用　地骨皮具有清热凉血、除骨蒸、退虚热的功效。主治虚劳、潮热、盗汗、肺热咳喘、吐血、出血、消渴、高血压、痈肿、恶疮等症。

搭配宜忌

（宜）地骨皮 + 青蒿 ➡ 治疗潮热盗汗
地骨皮 + 生地 ➡ 治疗潮热盗汗

（宜）地骨皮 + 生地 ➡ 清热泻火
地骨皮 + 五味子 ➡ 清热泻火

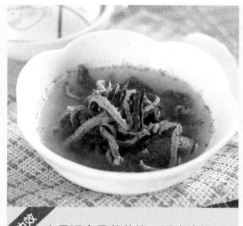

功效 本品适合骨蒸劳热、阴虚盗汗、食多腹胀、心烦失眠的患者。

▎地骨皮猪肝汤

原料

猪肝500克，地骨皮10克，陈皮、神曲各5克，豆豉、盐、葱丝各适量

制作

（1）将地骨皮、陈皮、神曲放入煲中，加水煎煮20分钟，去渣。

（2）猪肝洗净切丝，爆炒至熟；加药液、葱丝、豆豉、盐，收汁。

桔梗

【别名】苦梗、苦桔梗、大药

【性味归经】性平，味苦、辛。归肺经

【关键词】桔梗皂苷

桔梗中富含桔梗皂苷，其降糖效果显著，还能增加肝糖原的储备，抑制餐后血糖过快上升，适用于因四氧嘧啶引起的糖尿病患者。此外，桔梗中还富含三萜皂苷，既可降血糖，还可保护肝脏。

用量
3~9克
/次

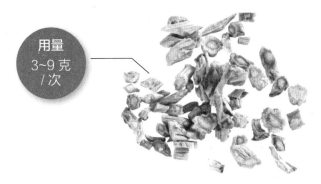

食疗作用 本品具有开宣肺气、祛痰排脓、利咽开音的功效。主治外感咳嗽、痰多胸闷、咽喉肿痛、肺痈吐脓、胸满胁痛、痢疾腹痛等症。

搭配宜忌

宜 桔梗 + 山药 ➝ 止咳，降低血糖
桔梗 + 玉竹 ➝ 止咳，降低血糖

宜 桔梗 + 甘草 ➝ 宣肺利咽
桔梗 + 鱼腥草 ➝ 清肺排脓

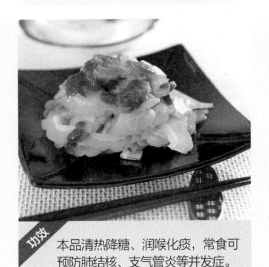

功效 本品清热降糖、润喉化痰，常食可预防肺结核、支气管炎等并发症。

▌桔梗苦瓜

原料

苦瓜300克，玉竹8克，桔梗9克，花生粉、山葵、酱油、盐各适量

制作

（1）将苦瓜洗净去子，切片，泡冰水15分钟；玉竹、桔梗打成粉末。

（2）取碗加盐、花生粉、山葵、酱油拌匀，淋在苦瓜上即可。

冬瓜子

【别名】瓜瓣、冬瓜仁

【性味归经】性微寒，味甘。归肺、大肠、小肠经

【关键词】不饱和脂肪酸、多种微量元素

冬瓜子含有亚油酸、油酸等多种不饱和脂肪酸，有一定的降低血糖、防止餐后血糖过快升高的作用。此外，冬瓜子还含有硒、锌、铬等多种微量元素，对防治心脑血管疾病有着积极的作用。

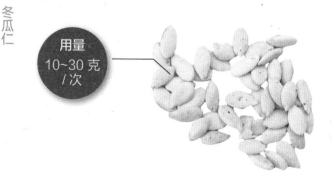

用量
10~30克
/次

食疗作用 冬瓜子能清肺化痰、消痈排脓、利湿通淋，常用来治疗痰热咳嗽、带下量多、目赤肿痛、肾炎水肿、尿路感染、高血压、糖尿病等症。

搭配宜忌

宜 冬瓜子 + 玉米须 ➡ 利尿、降血糖
冬瓜子 + 杏仁 ➡ 清肺化痰

宜 冬瓜子 + 薏米 ➡ 清肺
冬瓜子 + 防己 ➡ 清肺

功效 本品可降糖利尿、健脾胃，适合糖尿病患者饮用。

冬瓜子苹果汁

原料

苹果150克，豌豆苗50克，冬瓜子30克

制作

（1）将苹果去核、去籽后切块；豌豆苗洗净；冬瓜籽去壳留仁。

（2）将食材放入果汁机内搅打，用细滤网滤出纯净的蔬果汁即可。

莲心

【别名】薏、苦薏、莲薏、莲子心

【性味归经】性寒，味苦。归心、肝、肺、肾经

【关键词】生物碱

莲心中含生物碱，能调节胰岛素 β 细胞分泌胰岛素，帮助糖尿病患者控制血糖，还能扩张外周血管，降低血压，对糖尿病性高血压有辅助治疗作用，莲心还有一定的强心作用，能防治心律失常等疾病。

用量
2~6 克
/ 次

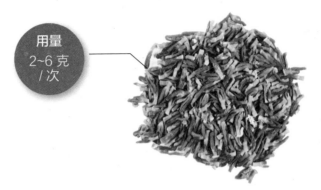

食疗作用　莲心具有清热泻火、止烦渴、涩肾精、凉血止血等功效，可治疗心衰、休克、阳痿、心烦、口渴、吐血、遗精、目赤、肿痛等病症。

搭配宜忌

宜　莲心 + 芦根 ➡ 降低血糖
　　莲心 + 木瓜 ➡ 降低血糖

宜　莲心 + 山药 ➡ 补脾益肾
　　莲心 + 芡实 ➡ 补脾益肾

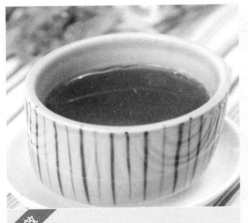

功效　本品清热泻火、降压通便，适合大便干燥的糖尿病患者饮用。

▍莲心决明茶

原料

莲心2克，决明子8克

制作

将莲心与决明子分别洗净，放入杯中，用沸水冲泡，加盖焖10分钟，当茶饮用，一日一杯即可。

156

桑白皮

【别名】桑根白皮、桑根皮、桑皮、白桑皮

【性味归经】性寒，味甘。归肺经

【关键词】一步化糖、糖蛋白物质

桑白皮中含有一种名为糖蛋白的物质，这种物质对葡萄糖性高血糖有一定的降糖作用。此外，桑白皮还含有类似乙酰胆碱的成分，有良好的降压作用，对糖尿病性高血压有良好的改善作用。

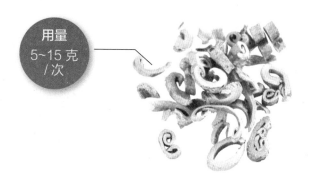

用量
5~15 克
/次

| 食疗作用 | 桑白皮具有泻肺平喘、利尿消肿的功效。多用于肺热咳喘、水肿等症。现代临床上常用其来辅助治疗高血压、糖尿病、肺气肿等症。 |

搭配宜忌

宜　桑白皮 + 杏仁 → 益肺止咳
　　桑白皮 + 冬瓜皮 → 益肺止咳

宜　桑白皮 + 五味子 → 补肺
　　桑白皮 + 陈皮 → 利水消肿

桑白皮地黄汤

原料

桑白皮15克，生地、熟地、玄参、知母、山药各10克

制作

将以上材料洗净后放入锅中，加水煎煮两次，兑匀，分早、中、晚三次服用。

功效　本品可养阴生津、滋阴润燥，主治阴虚火旺型糖尿病。

生地

[关键词] 地黄多聚糖

[性味归经] 性微寒，味甘、苦，归心、肝、肾经

[别名] 地髓、原生地黄、山烟、山白菜

生地中富含多糖，可根据机体不同糖代谢状态对血糖产生明显的调节作用，使血浆胰岛素水平明显升高、血浆皮质酮含量下降，同时显著降低血糖。此外，生地黄对血压还有双向调节作用，能稳定血糖水平。

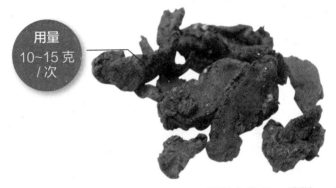

用量 10~15克/次

食疗作用

本品具有滋阴清毒、凉血补血的功效。主治阴虚发热、消渴、吐血、衄血、血崩、月经不调、胎动不安、阴伤便秘等症。

搭配宜忌

宜
生地 + 玉竹 ➡ 滋阴益气
生地 + 芦根 ➡ 滋阴益气

忌
生地 + 葱白 ➡ 影响药效
生地 + 萝卜 ➡ 影响药效

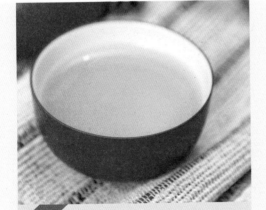

功效 本品具有降糖效果，还能改善气虚乏力、潮热盗汗等诸多症状。

生地茯苓饮

原料

生地、茯苓各15克，天花粉、西洋参、泽泻各10克

制作

将以上所有材料用水煎两次，兑匀，分两次服用。

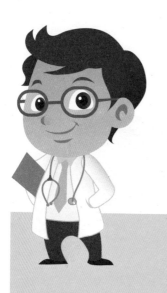

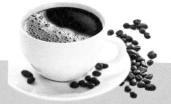

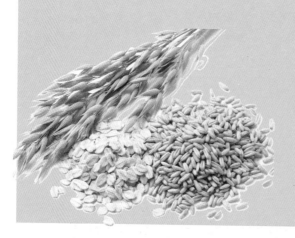

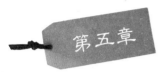

第五章

降糖第五关
熟知降低血糖的中药材及药膳

人体因患糖尿病而出现的异常现象，归根结底是胰岛素的分泌不足。胰岛素分泌不足时，溶入血液中的糖质无法得到充分利用，糖质只能沉积在血液中，因此，血液中的糖浓度就升高了。由于糖质无法积极进入细胞，所以细胞必须自己寻找能量源，这时就只有靠消耗脂肪和蛋白质来为细胞提供能量，因此，人体就会变得消瘦，随后可能引发各种病变。糖尿病的各种慢性并发症的发生时间，一般在患糖尿病 5 年之后，其发生的早晚和严重程度与血糖控制的好坏，血脂、血压等的变化有直接关系。因此，糖尿病慢性并发症的防治要点在于：对于 2 型糖尿病患者，发病 5 年后，应该每年检查一次糖尿病慢性并发症发生情况；对于 1 型糖尿病患者，由于当其发现糖尿病时，往往患糖尿病已经有多年了，因此，从发现糖尿病时就应每年检查一次，以及时掌握慢性并发症的发生情况。根据中医对糖尿病的治疗的"辨证施膳"原则，对于有不同并发症的糖尿病患者，应该在糖尿病饮食的基础上兼顾并发疾病的特点来实施对症饮食，以达到良好的辅助治疗效果。同时，配合适当的按摩疗法也有助于减缓并发症的发生。

糖尿病并发症饮食宜忌及中医疗法

◎本章收录了最常见的8种糖尿病并发症的饮食宜忌、穴位图解以及中医疗法，患者可根据自身状况选择对症治疗方法。

1. 糖尿病并发冠心病

饮食宜忌

心血管系统病变是糖尿病最重要的远期并发症之一。大量流行病学资料表明，糖尿病患者发生冠心病的可能性是一般人群的2~3倍，临床上可表现为：发病早期可出现恶心、呕吐等症状，发病24~48小时内可出现发热，体温一般在38℃左右，并且可维持一周，发病时会出现心前区疼痛等。

控制饮食是治疗糖尿病并发冠心病的重要措施，饮食宜清淡，以易消化、低糖、低脂、低盐、高蛋白质、高维生素、高纤维素的食物为主，且应戒烟忌酒，忌吃刺激性的食物。进食宜定时、定量，少食多餐，并且进餐时间要与胰岛素的注射时间配合好。

糖尿病并发冠心病患者宜吃：燕麦、黑米、玉米、大豆、猕猴桃、苹果、冬瓜、藕、香菇、银耳、紫菜、大蒜、莲子、核桃、灵芝、玉竹、丹参、枸杞子等。

糖尿病并发冠心病患者忌食：油条、方便面、甜瓜、甘蔗、猪油、巧克力、奶油、糖果、咖啡、浓茶等。

推荐药茶——丹参茶

将10克丹参洗净，放进锅里，加800毫升水煎汁，分两次服用，有活血祛瘀、安神宁心的功效，适合糖尿病并发冠心病患者服用。

穴位按摩疗法

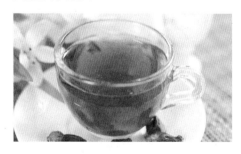

心俞：第五胸椎棘突下，后正中线旁开1.5寸处（两横指宽）。主治胸闷气喘、冠心病、心烦失眠等。

膈俞：第七胸椎棘突下，后正中线旁开1.5寸处。主治心绞痛、咳嗽气喘、呕吐、盗汗等。

膻中：位于前正中线上，两乳头中间。主治心悸、乳腺炎等。

内关：腕横纹中点直上2寸（三横指宽）处。主治心痛心悸、失眠、眩晕、呕吐恶心等。

涌泉：位于足底，第二、三趾缝与足跟连线的前1/3和后2/3的交点上。主治高血压、尿频、糖尿病等。

至阳：第七胸椎棘突下凹陷处，与膻中穴前后对应。主治胸胁胀痛、咳嗽哮喘、背痛等。

极泉：腋窝正中，当腋动脉内侧。主治心痛、乳汁不通等。

本书中有关穴位取位所用的寸，都是指的同身寸。

按摩步骤

（1）患者俯卧，家属用拇指帮其按揉心俞，并挤推至膈俞，各1~3分钟。

（2）心绞痛剧烈者，加按至阳穴1~3分钟。

（3）家属以空掌拍打患者肩背部1分钟，手法要轻柔适当。

（4）按揉双侧内关穴各1分钟。

（5）患者仰卧，家属用手掌置于患者胸上部，经肩前至上肢内侧做推法各10次，然后以掌在心前区（膻中穴及其周围）快速揉擦3~5分钟。

（6）拿揉上肢内侧肌肉3~5次，并以食中指点按极泉穴1分钟。

（7）点按涌泉穴2分钟。

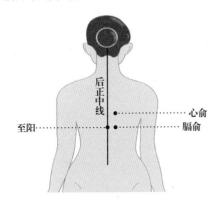

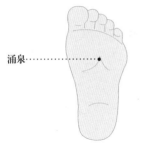

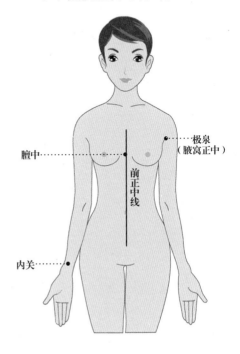

2.糖尿病并发脑血管病

饮食宜忌

流行病学调查表明，糖尿病并发脑血管的发病率为正常人的4倍，脑血管疾病也是糖尿病患者的最大杀手。糖尿病患者所出现的血管病变非常广泛，无论大中小动脉、毛细血管和静脉均可以累及，其临床表现与一般的单纯的脑血管病变差不多，但其主要以脑血栓形成为主，脑出血相对较少，还可反复出现小中风，或者表现为假性球麻痹（主要表现为舌、软腭、咽喉、颜面、咀嚼肌的中枢性瘫痪）等。

糖尿病并发脑血管病变在饮食上提倡减少总热量，少吃油脂，多食用植物油、粗粮以及富含膳食纤维的食品，同时要戒烟戒酒，并且要适当地运动、避免情绪波动、过度疲劳等等。

糖尿病并发脑血管病患者宜吃：燕麦、荞麦、大豆以及豆制品、苹果、猕猴桃、芥菜、芹菜、石刁柏、乌鸡、鲫鱼、刀鱼、鳕鱼、木耳、大蒜、橄榄油、玉米油、葛根、珍珠母等。

糖尿病并发脑血管病患者忌吃：糯米、油条、薯片、荔枝、柿子、鲍鱼、胡椒、黄油、咖啡、酒、浓茶等。

推荐药茶——葛根粉粥

将100克大米淘净泡发，30克葛根打成粉末，一起放进砂锅内，加入600毫升水，用小火煮至米开粥稠即可，此粥有扩张脑血管、增加脑血流量的作用，适合糖尿病并发脑血管病患者。

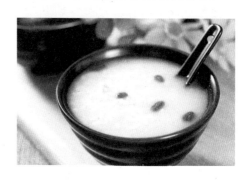

穴位按摩疗法

风池：位于枕骨下两侧凹陷中。主治头痛、卒中、高血压等。

风府：位于枕骨与第一颈椎之间，后发际正中直上1寸。主治头痛、眩晕、半身不遂、高血压等。

百会：位于头顶正中央，两耳尖连线的中点处。主治卒中、高血压、休克、失眠、老年性痴呆等。

肺俞：位于背部第三胸椎棘突下，正中线旁开1.5寸。主治糖尿病、胸痛、咳嗽、肺炎、盗汗等。

肾俞：背部第二腰椎棘突下，旁开1.5寸。主治阳痿、遗精、糖尿病、耳聋、耳鸣等。

曲池：屈肘，肘横纹外端凹陷处。主治哮喘、高血压、便秘等。

内关：腕横纹中点直上2寸（三横指宽）处。主治心痛心悸、失眠、眩晕、呕吐恶心等。

涌泉：位于足底，第二、三趾缝与足跟连线的前1/3和后2/3的交点上。主治高血压、尿频、糖尿病等。

按摩步骤

（1）请患者坐下，点揉风池、风府、百会穴各2分钟。

（2）依次点揉肺俞、胃俞、肾俞、胃俞、肾俞穴各2分钟，顺着膀胱经，用两手大拇指从肺俞穴到肾俞穴来回推揉2分钟，力度可稍重。

（3）点揉曲池、内关穴各1分钟。

（4）点按涌泉穴2分钟。

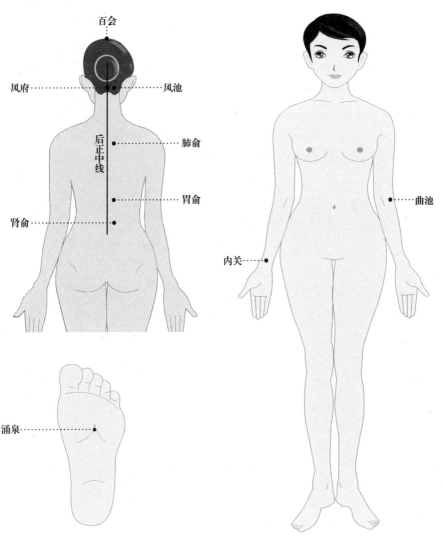

百会

风府 风池

后正中线 肺俞

胃俞

肾俞

曲池

内关

涌泉

3. 糖尿病并发肾病

饮食宜忌

糖尿病性肾脏疾病也是糖尿病的严重并发症之一，是糖尿病患者最重要的致死因素之一。患糖尿病的人，全身血管都会受到不同程度的影响。其中的肾血管一旦发生病变，会影响肾脏功能，医学上称这种由糖尿病引起的肾脏疾病为糖尿病性肾病。

科学的饮食疗法既有助于减轻肾脏的负担，又有益于糖尿病的控制，还能减少药物用量。糖尿病肾病患者要限制食用对肾脏有刺激作用的食物，限制膳食中饱和脂肪酸的含量，伴有贫血时，可补充富含铁、维生素B_{12}、叶酸等的食物，如菠菜、木耳等。对于有蛋白尿但肾功能正常者，每日蛋白质的摄入量以80~100克为宜，而且以优质动物蛋白为主。提倡低盐或者无盐饮食。不要盲目限制饮水。

糖尿病并发肾病患者宜吃：荞麦、小米、薏米、赤豆、无花果、核桃、柚子、柠檬、南瓜、苋菜、芹菜、白萝卜、冬瓜、精瘦肉、猪腰、蛋清、鲫鱼、香菇、玉米油等。

糖尿病并发肾病患者忌吃：油条、面包、大枣、韭菜、芫荽、马铃薯、芋、甘薯、腊肉、猪肝、松花蛋、咸鸭蛋、蜂蜜、干辣椒、巧克力、咖喱、芥末、咖啡、浓茶等。

推荐药茶——猪腰补肾汤

将90克猪腰去腰臊，洗净切条，净锅上火倒入清汤，调入6克盐、3克姜片、4克西洋参，下入30克枸杞及猪腰烧沸，炖熟即可。佐餐用，有补肾、强腰、益气的作用，适合糖尿病并发肾病患者食用。

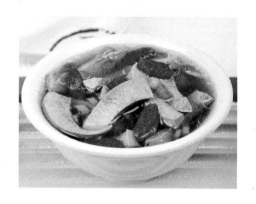

穴位按摩疗法

肾俞：背部第二腰椎棘突下，旁开1.5寸。主治腹泻、腹痛、阳痿、遗精、糖尿病等。

命门：腰部第二腰椎棘突凹陷中，与肚脐相对应。主治肾功能低下、腰痛、遗精、早泄、月经不调、带下、腹泻、小便失禁、神经衰弱等。

腰眼：位于第四腰椎棘突下，旁开3寸的凹陷处。主治腰痛、阳痿、遗精、月经不调、带下、盆腔炎、腰肌劳损、坐骨神经痛等。

太溪：位于足内侧，内踝高点与跟腱之间的凹陷中。主治阳痿、耳聋耳鸣、肾炎、尿频、腰痛、头晕、便秘、关节扭伤等。

复溜：位于小腿内侧，太溪穴直上2寸处，跟腱的前方。主治：水肿、腹泻、盗汗、痛经、子宫出血、睾丸炎、肾炎、尿路感染、不孕症等。

足三里：外膝眼（髌骨前外侧凹陷处）直下3寸（四横指宽），即下四横指。主治水肿、耳聋耳鸣、遗尿、高血压、胃痛、便秘等。

涌泉：位于足底，第二、第三趾缝与足跟连线的前1/3和后2/3的交点

上。主治肾脏病、昏厥、尿频、糖尿病、高血压、中暑、失眠等。

按摩步骤

（1）点按肾俞、命门、腰眼穴各2分钟，手法可稍重，速度宜缓，频率2秒一下。

（2）双手握拳，在腰部来回搓动，至腰部透热为止。

（3）揉按太溪、复溜、足三里穴各2分钟。

（4）搓擦涌泉穴数分钟，至足底透热为止。

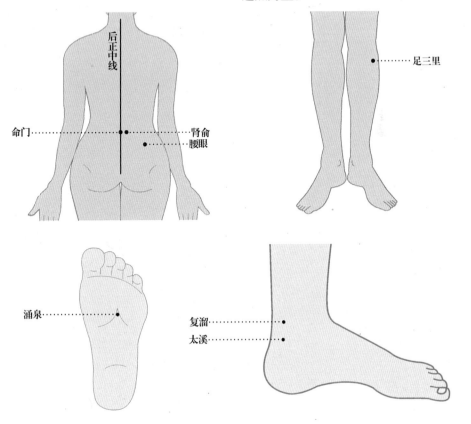

4. 糖尿病并发高脂血症

饮食宜忌

所谓高脂血症是指血液中的三酰甘油、胆固醇升高。控制血脂就是使升高的三酰甘油、胆固醇和低密度脂蛋白水平有所下降，高密度脂蛋白水平逐渐升高，以预防血管并发症的发生。

糖尿病并发高脂血症患者饮食要清淡，应当限制动物脂肪摄入量，适当增加植物油摄入量。一般每天食物中脂肪提供的热量保持在总热量的30%左右，摄入油脂总量不宜超过75克，其中植物油不超过50克，动物油不超过25克。少吃油炸食品，少吃煎、炒食品，而应多吃煮、蒸和凉拌食品，以减少每天脂肪的摄入量。膳食中蛋白质应占16%~25%，充足的蛋白质供给可避免身体虚弱，并且有利于血脂改善。应食用低糖膳食，每日供给量以100~200克为宜，但不能低于50克，否则易出现酮症酸中毒。适量补充纤维素，例如粗粮、蔬菜等，以有利于降低血脂和增加饱腹感。

糖尿病并发高脂血症患者宜吃：莜麦、赤豆、木瓜、猕猴桃、黄瓜、南瓜、花椰菜、魔芋、马齿苋、精瘦肉、蛋清、刀鱼、沙丁鱼、黑木耳、银耳、海带、香菇、大蒜、植物油、葛根等。

糖尿病并发高脂血症患者忌吃：油条、蛋糕、香蕉、大枣、金橘、芋、甘蔗、杨梅、龙眼、动物内脏、肥油、蛋黄、乳制品、动物油等。

推荐药茶——素烧冬瓜

将600克冬瓜去皮、瓤、籽，切块，素油烧热后加冬瓜块煸炒，待稍软时，加适量盐和水，烧至熟烂后加入葱花即可。此茶有降糖降脂的作用，可佐餐用，适合糖尿病并发高脂血症患者食用。

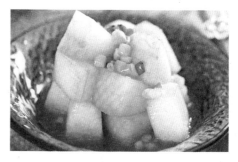

穴位按摩疗法

中脘：腹部正中线上，脐上4寸。主治胃痛腹胀、反胃呕吐、腹泻、痢疾、便秘、虚劳等。

丰隆：外踝尖上8寸，胫骨外约2横指两筋间隙中。主治咳嗽痰多、胸痛、哮喘、卒中等。

内关：腕横纹中点直上2寸（三横指宽）处。主治心痛心悸、失眠、眩晕、呕吐恶心等。

足三里：外膝眼（髌骨前外侧凹陷处）直下3寸（四横指宽）。主治水肿、遗尿、高血压、胃痛、便秘、卒中、体虚等。

三阴交：位于内踝高点上3寸，胫骨内侧缘后方凹陷处。主治腹痛腹泻、高脂血症、高血压、月经不调、失眠、阳痿遗精、不孕等症。

血海：髌骨内上缘上2寸处，股骨内上髁上缘，骨内侧肌中间。主治高脂血症、高血压、便秘等症。

太冲：位于脚背大脚趾与第二脚趾间隙后方的凹陷处。主治高脂血症、高血压、头痛眩晕、胁肋痛、肝病、月经不调、精神分裂症等。

按摩步骤

（1）用大拇指指腹揉按中脘，力度适中，揉按2分钟。

（2）点按内关穴2分钟，力度稍轻。

（3）按揉足三里、三阴交、血海、丰隆、太冲穴各1分钟，频率为1秒一下。

（4）患者仰卧平躺，家属用大拇指指腹推揉足太阴脾经2分钟。

（5）患者俯卧，家属双手握拳，快速推搓背部足太阳膀胱经2分钟。

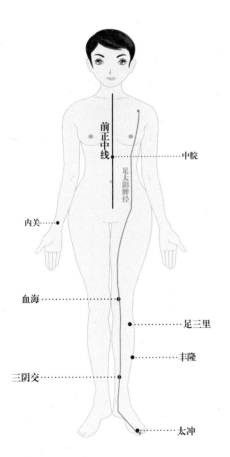

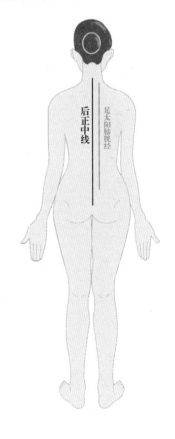

5. 糖尿病并发高血压

饮食宜忌

并发高血压的糖尿病患者极易发生诸如脑血管意外、冠心病、高血压性心脏病、糖尿病性肾脏病变、周围动脉硬化及坏疽等并发疾病。

总的来说，糖尿病并发高血压患者必须限制一天的主食量，以便控制总的热量摄入。过量食盐对糖尿病性高血压患者有百害而无一利，每日的总摄入量不能超过5克。跟其他糖尿病患者一样，糖尿病性高血压患者亦不宜进食动物性油脂及胆固醇含量很高的食物。

糖尿病并发高血压患者宜吃：燕麦、玉米、绿豆、大豆、柑橘、山楂、番茄、芥菜、芹菜、冬瓜、胡萝卜、青鱼、刀鱼、鲫鱼、海参、香菇、海带、黑木耳、银耳、大蒜、菜油、菊花、枸杞子、玉米须、葛根等。

糖尿病并发高血压患者忌吃：糕点、葡萄、枇杷、柿子、金橘、黑枣、大枣、甜瓜、杧果、甘蔗、龙眼、杨梅、肥肉、动物内脏、松花蛋、鸡蛋黄、鱼子、鱼肝、墨鱼、螃蟹、辣椒、咸菜、浓茶、烈酒、咖啡等。

推荐药茶——芹菜炒香菇

400克芹菜择去叶、根，洗净，剖开切成约2厘米的长节，用盐拌匀腌约10分钟，再用清水漂洗，沥干待用；50克水发香菇洗净切片；醋、味精、淀粉各适量混合装入碗里，加水约50毫升兑成汁待用；炒锅置大火上烧热，倒入菜油15毫升，待油炼至无泡沫冒青烟时，即可下入芹菜，煸炒3分钟后，投入香菇片迅速炒匀，再加入适量酱油炒约1分钟，淋入芡汁翻炒起锅即成，佐餐用，有降糖降压、保护血管的作用，适合糖尿病并发高血压患者食用。

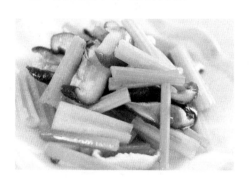

穴位按摩疗法

印堂：本穴位于两眉连线的中点。主治头痛、眩晕、失眠、小儿惊风、高血压、神经衰弱等。

太阳：位于眉梢与外眼角之间向后约一横指的凹陷处。主治头痛、偏头痛、牙痛、眼歪斜、高血压、目疾等。

风池：位于枕骨下两侧凹陷中。主治头痛眩晕、高血压、失眠、卒中、癫痫、热病。

百会：位于头顶正中央，两耳尖

连线的中点处。主治高血压、卒中、休克、失眠、脱肛等。

曲池：屈肘，肘横纹外端凹陷处。主治咳嗽、哮喘、高血压、风疹、便秘、关节疼痛等。

足三里：外膝眼直下3寸（四横指宽）。主治高血压、胃痛、便秘、卒中、体虚等。

太冲：位于脚背大脚趾与第二脚趾间隙后方的凹陷处。主治高血压、头痛眩晕、胁肋痛、肝病、月经不调、精神分裂症等。

涌泉：位于足底，第二、三趾缝与足跟连线的前1/3和后2/3的交点上。

主治高血压、中暑、失眠、肾脏病、昏厥、尿频、糖尿病等。

按摩步骤

（1）揉按印堂、太阳、风池各1~2分钟。

（2）推揉头两侧的少阳经脉，反复数次，约2分钟；点按百会穴，约1分钟。

（3）推揉百会穴和足三里穴，各2~3分钟。

（4）搓擦涌泉穴数分钟，至足底透热为止。

（5）若治疗中血压持续不降者，自我点揉曲池、太冲穴，可缓解症状。

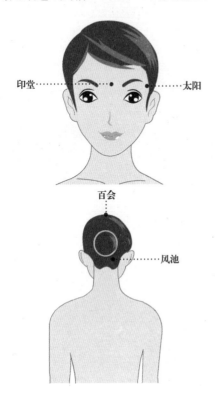

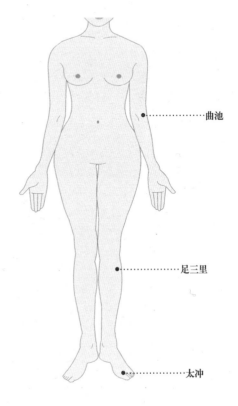

6.糖尿病并发脂肪肝

饮食宜忌

　　成年型糖尿病性脂肪肝与肥胖型糖尿病有关，约有50%的糖尿病患者并发脂肪肝。限制脂肪和糖类的摄入及补充适当的优质蛋白质，可使脂肪肝细胞内的脂肪消耗，起到保护肝细胞、促进肝细胞的修复和再生作用。

　　糖尿病并发脂肪肝患者饮食的总原则为：①严格戒酒；②多摄入高蛋白、低糖类、低脂肪的饮食；③多摄入富含维生素、矿物质及膳食纤维的饮食。宜养成有规律的饮食习惯，做到定时、定量、细嚼慢咽，做到粗细粮搭配。忌过量摄食、暴饮暴食、随意摄取零食以及过分追求高营养和调味浓的食物，晚饭应少吃，临睡前切忌加餐，以免导致体内脂肪过度蓄积，加重肝脏的负担。宜充分合理饮水，平均每3小时应摄入300～500毫升。

　　糖尿病并发脂肪肝患者宜吃：玉米、大豆、猕猴桃、橘子、花椰菜、南瓜、黄瓜、白萝卜、芹菜、黄豆芽、精瘦肉、蛋清、鲫鱼、鳗鱼、鳝鱼、泥鳅、大蒜、生姜、菜油、橄榄油、茯苓、地骨皮、枸杞子等。

　　糖尿病并发脂肪肝患者忌吃：油条、方便面、葡萄、香蕉、甘蔗、大枣、黑枣、杨梅、龙眼、甜瓜、金橘、腊肉、动物内脏、肥肉、蛋黄、鱼子、辣椒、肉汤、鸡汤、浓茶等。

推荐药茶——芹菜汁

　　芹菜择洗干净，切段，将半个梨和1/4个苹果去皮去核切块后与芹菜一起放入榨汁机，加入柠檬汁一起搅打成汁即可，有利尿消肿、平肝降压、清热解毒的功效，适合糖尿病并发脂肪肝患者饮用。

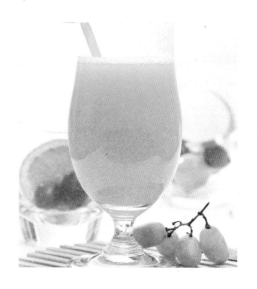

穴位按摩疗法

　　足三里：外膝眼直下3寸，距胫骨外侧一横指处。主治腹泻、便秘、体虚、卒中、胃痛等。

　　阳陵泉：位于小腿外侧，腓骨小头前下方凹陷中。主治脂肪肝、肝炎、消化不良、黄疸、眩晕、水肿、小儿惊风等。

　　丰隆：外踝尖上8寸，胫骨外约二

横指两筋间隙中。主治咳嗽痰多、胸痛、哮喘、卒中等。

太冲：位于脚背大脚趾与第二脚趾间隙后方的凹陷处。主治肝病、高血压、头痛眩晕、胁肋痛、月经不调、精神分裂症等。

肝俞：第九胸椎棘突下，后正中线旁开1.5寸。主治肝炎、脂肪肝、黄疸、胆囊炎、胁肋痛、目眩、脊背痛、胃痛等。

内关：腕横纹中点直上2寸（三横指宽）处。主治心痛心悸、失眠、眩晕、呕吐恶心、脂肪肝等。

外关：腕背横纹上2寸处，与内关穴相对。主治热病、头痛、目赤肿痛、高血压、脂肪肝、手颤、耳聋耳鸣等症。

按摩步骤

（1）用大拇指指腹或食指第一关节点按足三里、阳陵泉、丰隆、太冲穴各2分钟。

（2）患者俯卧，家属帮其揉按背部肝俞穴3分钟。

（3）患者将食指与拇指呈钳形状，置于内关和外关穴上，扣按50下，按压的频率为2秒一次。

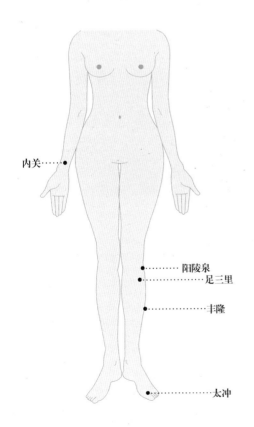

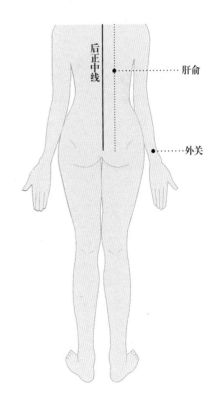

7.糖尿病并发痛风

饮食宜忌

痛风和糖尿病都是由于体内代谢异常引起的疾病，据不完全统计，糖尿病患者中有0.1%~9.0%的人伴有痛风。糖尿病并发痛风患者除了糖尿病的临床表现外，还伴有痛风的临床表现，如关节肿痛、发红等。

糖尿病并发痛风患者首先要长期控制嘌呤的摄入，忌食动物嘌呤高的食物，如动物的肝、肾、比目鱼、牡蛎、小虾等。其次要控制热量的摄入，降低体重；控制蛋白质的摄入且宜以植物蛋白为主；蔬菜富含维生素C，能促进组织内尿酸盐的溶解，水果因富含易吸收的单糖，所以宜适量选用；再次，要多饮水，以保证尿量促进尿酸的排出。同时，糖尿病并发痛风患者禁用强烈香料以及酒、辛辣调味品等。

糖尿病并发痛风患者宜吃：玉米、苹果、桃子、木瓜、南瓜、冬瓜、丝瓜、大白菜、胡萝卜、芹菜、茄子、结球甘蓝、魔芋、赤豆、瘦肉、鸡蛋、脱脂牛奶、海蜇皮、橄榄油、菜油、枸杞子、陈皮、川贝母等。

糖尿病并发痛风患者忌吃：大豆、扁豆、杨梅、龙眼、大枣、黑枣、甘蔗、菠菜、花椰菜、甜瓜、黄豆芽、豌豆苗、石刁柏、动物内脏、火腿、香肠、骨髓、鹅肉、沙丁鱼、凤尾鱼、鳕鱼、墨鱼、香菇、干辣椒、胡椒、咸菜、咖喱、酒等。

推荐药茶——木瓜汁

将半个木瓜和60克菠萝去皮洗净，切成大小适当的块后放进榨汁机，加入适量柠檬汁和150毫升冰水，一起搅打成汁即可饮用。此汁有降低血脂、促进尿酸排泄、排毒瘦身的功效，适合糖尿病并发痛风患者饮用。

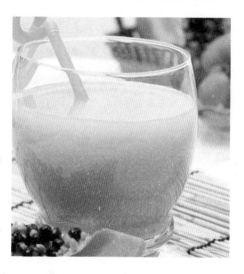

穴位按摩疗法

肾俞：背部第二腰椎棘突下，旁开1.5寸。主治半身不遂、腰膝酸痛、腹泻、腹痛、阳痿、遗精、糖尿病等。

阿是穴：压痛点即是穴，它位于全身任何部位，此病取发病部位上下两个阿是穴，主治阿是穴周围的病症。

昆仑：足部外踝后方，外踝高

点与跟腱之间的凹陷中。主治下肢水肿、关节酸痛、脚跟肿痛、痛风、腰骶疼痛、头痛、坐骨神经痛、癫痫、难产等症。

肩井：位于大椎穴（后正中线上，取穴时稍低头，摸到颈部最高隆起处下凹陷中）与肩峰连线的中点，直前与乳头相对。主治上肢不遂、肩周炎、肩背疼痛、卒中、痛风、乳汁不下、落枕等。

足三里：外膝眼直下3寸，距胫骨外侧一横指处。主治遗尿、阳痿、体虚、胃痛、便秘、卒中等。

列缺：位于桡骨茎突上方，腕横纹上1.5寸。（取穴时，两手拇指张开，两虎口结合成交叉行。再用右手食指在左手桡骨茎状突起上部，食指尖到达的位置即是）

按摩步骤

（1）点按肾俞穴2分钟，指压力道中度即可，以酸麻感为度。

（2）取发病部位上下两个阿是穴重力指压各3~5分钟，一天可按数次，使其酸麻感传至病位。

（3）依次点按昆仑、足三里、肩井、列缺穴各2分钟，力度适中。

（4）睡前可用热水泡脚或用干姜、附子、吴茱萸等中药煎水泡脚，可加速全身血液运行，缓解痛风症状。

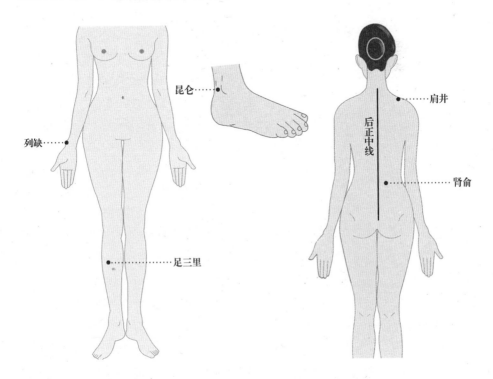

8.糖尿病并发失眠

饮食宜忌

糖尿病极易引起失眠，这是由于糖尿病患者自身的病理生理变化所致，慢性高血糖导致脑动脉硬化、微循环障碍、脑组织供血不足、神经纤维损伤、糖化血红蛋白等等，都是引起失眠的重要原因。其主要的临床表现为入睡困难以及半夜醒来后难以入眠。充足的睡眠是机体健康、维持内环境稳定所必需的，睡眠不足会引起心脑血管病变等一系列的疾病，还会使胰岛素的敏感性下降40%，这对糖尿病患者来说无疑是雪上加霜。由此可见，睡眠不足会加重糖尿病病情，糖尿病又会引起失眠，两者呈现恶性循环的关系，不得不重视。

糖尿病并发失眠患者可进行适量的运动，并且制订合适的作息时间表，尽量创造一个适宜的睡眠环境，在饮食上应注意控制热量的摄入，均衡饮食，合理分配三餐，忌吃刺激性的食物，可适当食用有助睡眠的食物。睡前最好不要喝水，以减少起床的频率。

糖尿病并发失眠患者宜吃：大米、小米、燕麦、火龙果、菠萝、桑葚、木瓜、山药、藕、番茄、胡萝卜、莴笋、茄子、蛋清、脱脂牛奶、鲤鱼、香菇、银耳、黑木耳、黄连、人参、灵芝、枸杞子、杏仁、酸枣仁、莲子等。

糖尿病并发失眠患者忌吃：糯米、薯片、蚕豆、荔枝、柿子、韭菜、酸菜、咖啡、酒、可乐饮料、浓茶、胡椒、姜、葱、大蒜、辣椒油等。

推荐药茶——小米鸡蛋羹

将50克小米淘洗干净，入锅煮粥，再打入1个鸡蛋，稍煮即成，有养心安神、帮助睡眠的功效。

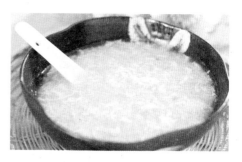

穴位按摩疗法

照海：内踝高点正下缘凹陷处。主治失眠、小便频数、便秘、带下、月经不调、咽干咽痛等。

申脉：外踝高点直下方凹陷处。主治失眠、眩晕、头痛、癫狂等。

安眠：在耳后，颈部肌肉隆起外缘的凹陷中，翳风与风池穴连线的中点。主治心悸、失眠、眩晕、精神分裂症、头痛、癫痫、脑瘫等。

百会：位于头顶正中央，两耳尖连线的中点处。主治失眠、卒中、高血压、脑供血不足、老年性痴呆等。

印堂：在额部，两眉头的中间。主治失眠、痴呆、头痛、眩晕、小儿惊风、鼻出血等。

四神聪：在头顶部，百会穴前后左右各1寸处，共4穴。主治头痛、眩晕、失眠、癫狂、目疾等。

心俞：第五胸椎棘突下，旁开1.5寸。主治心痛、惊悸、失眠、健忘、盗汗、五心烦热等。

按摩步骤

（1）以食指弯曲，用食指指背第一关节按压百会、四神聪、印堂各50次，再用拇指指腹点揉安眠穴60次。

（2）仰卧，两手掌相互搓热，随即分别掌压双眼约5分钟。

（3）以拇指和食指如钳形相对置于照海和申脉穴，扣按50下，每次按压的频率为2秒一下。

（4）患者俯卧，家属用大拇指指腹按压心俞穴3分钟，力度适中，按压的频率为2秒一下。

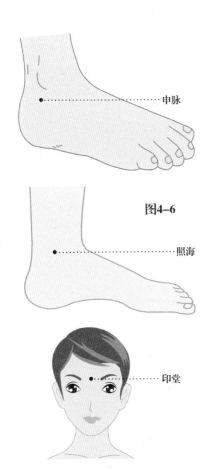

图4-6

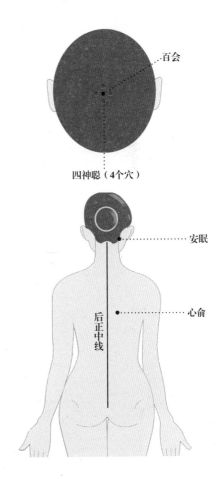

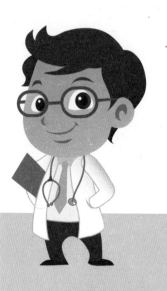
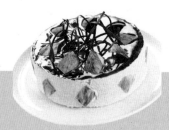
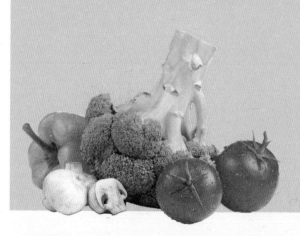

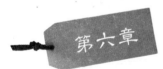

第六章

降糖第六关专家连线，
解答糖尿病患者的疑问

糖尿病分 1 型、2 型、其他类型及妊娠期糖尿病，2 型多是中年后发病的，占糖尿病患者的绝大多数，其进展缓慢，无症状期可长达数十年，最终发生血管病变，导致糖尿病性心脏病、白内障、脑动脉硬化等症，出现一系列的并发症。但是，上述处于无症状期的隐性糖尿病在平时也并非无迹可寻，如果能提高警惕，及时就医，早期做出诊断，经过科学的治疗，完全可推迟并发症的发生。

糖尿病患者需要做到以下几点：第一，树立正确的进食观，建立合理的生活方式。第二，定期测量血糖，以尽早发现无症状性糖尿病。应该将血糖测定列入中老年常规的体检项目，即使一次正常者，仍要定期测定。凡有糖尿病蛛丝马迹可寻者，如有皮肤感觉异常、多尿、白内障等，更要及时去测定和仔细鉴别，以期尽早诊断，争得早期治疗的宝贵时间。第三，糖尿病患者很容易并发其他慢性病，患者多因并发症而危及生命。因此，要对糖尿病慢性并发症加强监测。以上防治措施的提出都建立在人们对糖尿病的认识上，古语有云："知己知彼，百战不殆。"

本章将详细解答糖尿病患者常见的疑问，增加患者对糖尿病的认识，增强患者与糖尿病作斗争的信心。

专家帮你解读生活常识对与错

◎针对糖尿病患者在生活中遇到的许多疑问，本章中专家为患者一一解答。

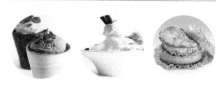

1. 糖尿病属于富贵病吗？

专家解答：很多人认为糖尿病是"富贵病""文明病"，这种想法有一定道理，但是又不完全如此。根据调查发现，欧美和日本这些富裕的地区与大多数的发展中国家相比，他们的糖尿病患病率比较高，但是其上升的幅度不大，而相对不富裕地区的糖尿病患病率虽较低，但是其正在急剧地增高。这可能是因为富裕地区的人们自我保健的意识相对较高，所以，糖尿病的防治重在自我保健，要养成良好的饮食习惯，日常要保证适量运动，定期的身体检查能够帮助我们及早发现病情。

2. 糖尿病是由于过量吃糖而产生的吗？

专家解答：有些人会"顾名思义"地认为糖尿病就是因为糖吃多了而发生的，但是事实上并不是这样。在医学上认为，蛋白质、脂肪和糖类在人体内都可以提供热量，引起血糖的升高。而糖尿病的发生是多种因素综合作用的结果，如遗传因素、不良的生活习惯、饮食习惯、缺乏运动等，这些都可能导致糖尿病。

3. 糖尿病可以彻底根治吗？

专家解答：糖尿病是一种全身慢性进行性疾病，在目前的医学条件下，糖尿病不易根治或彻底治愈，需要终身治疗。但是，只要树立起战胜疾病的信心，坚持长期治疗，保持规律的生活、控制好饮食、防止并发症的发生，同时克服悲观等不良的心理因素，糖尿病患者就能很好地控制病情，并且还可像正常人一样生活、活动。

4. 糖尿病存在遗传吗？

专家解答：现代流行病学研究证明，糖尿病与遗传因素有关，如果父母亲患有糖尿病，其子女的发病率比较高。家族中有糖尿病患者的，后代糖尿病的发病率也相对较高，但是遗传因素仅仅是糖尿病发生的一个影响因素。研究证明，父母双亲均是糖尿病患者，其子女的发病率也并非100%。糖尿病的发生还与后天的饮食、生活等因素密切相关。

5. 糖尿病患者能怀孕吗？

专家解答： 妊娠会加重糖尿病，使代谢紊乱恶化，而糖尿病又可加剧孕妇及胎儿、新生儿的并发症，导致的孕妇及新生儿死亡率远远大于非糖尿病患者，如决心怀孕，应先使用避孕工具避孕三个月，严格控制代谢紊乱，使血糖保持正常或接近正常，然后再考虑妊娠。如果出现严重并发症时，患者应尽量避孕，怀孕者应终止妊娠，同时绝育。值得注意的是，已怀孕的糖尿病患者，无论早餐、午餐、晚餐的比例如何，都要遵循一天饮食总摄入量的标准。

6. 糖尿病母亲能否用母乳喂养宝宝？

专家解答： 胰岛素的分子较大，不会对乳汁的质量造成什么影响，而且即使在母乳中含有少量胰岛素，宝宝的消化道也会将其破坏掉，不会被吸收。但要注意的是，糖尿病妈妈在母乳喂养期间，最好选择人工胰岛素，而不要用动物胰岛素或胰岛素类似物。

7. 糖尿病患者能否出差或旅行呢？

专家解答： 只要血糖控制良好，糖尿病患者是可以像正常人一样生活、工作的，所以，出差和旅游也是可以的。但是，"糖友"在外出时需注意以下问题：

（1）外出前，应先请医生全面检查一下身体，再确定可否出行，同时，应备齐糖尿病常用药物、仪器等。

（2）旅行过程中要防止感冒、腹泻，可随身带些感冒药和止泻药。

（3）晕车、晕船的人可用乘晕宁，在上车前半小时口服。

（4）行动要稳，避免外伤和其他事故。

（5）最好有人陪同，以便出现意外事故的时候有人及时予以帮助。

8. 糖尿病患者适宜做哪些运动？

专家解答： 糖尿病患者的运动应该在医生的指导下进行，根据年龄、身体条件和病情的不同，所做运动的剧烈程度也因人而异。根据体内物质代谢的状况，可将运动分为有氧运动和无氧运动，可以根据每分钟的心脏跳动次数和呼吸频率进行区分。糖尿病患者在运动时可采用有氧运动，如散步、太极拳等，运动量不要太大，应避免隔天有疲倦感。

血糖常识疑问专家问答

◎本章收录了糖尿病患者须知的血糖常识，对一般的血糖疑问做了详细解答。

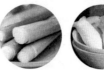

1. 诊断糖尿病的标准是什么？

专家解答：满足以下任意一个条件者可诊断为糖尿病：

（1）有多饮、多尿、多食及体重减轻症状，且任意时间的血糖值≥11.1毫摩尔/升。

（2）空腹血糖≥7.0毫摩尔/升，伴或不伴"三多一少"症状。

（3）口服葡萄糖耐量试验（OGTT），餐后2小时血糖值≥11.1毫摩尔/升，伴或不伴"三多一少"症状。

2. 为什么说有些糖尿病患者没有出现自觉症状？

专家解答：很多糖尿病患者在初期没有自觉症状，主要是由于患者的肾排糖阈值增高，致使血糖值高达11.1~16.7毫摩尔/升也没有尿糖，所以就没有多尿、多饮及多食却无故消瘦等症状出现。只有在突发情况下发生血糖不正常或临床糖尿病之后，才会对症状有所感觉。

3. 出现多尿多饮症状都是属于糖尿病吗？

专家解答：有的人排尿多，喝得多，尿中却没有糖，血糖正常，这是由于调节尿量的神经失调，这叫做精神性多饮或精神性多尿。尿崩症患者每日饮水量可达8000~10000毫升，若限制饮水数小时，则会引起严重脱水，体重明显减轻。另外，慢性肾炎及肾盂肾炎等严重肾脏疾病患者也会有尿量增多的症状。此外，天气炎热、出汗过多也会喝得多，气候特别冷时会尿得多，老年人往往夜间尿多。因此，单纯多尿多饮，不一定是糖尿病。

4. 有糖尿就一定是患上糖尿病了吗？

专家解答：糖尿病患者会出现糖尿，但是尿内有糖不一定就是糖尿病，因为引起糖尿的原因不仅仅是糖尿病。如人饿了几天，然后突然间进食很多东西，会由于胰岛素不能及时分泌而出现暂时性的糖尿；短时间内食用大量的甜食、蜂蜜或糖等，肾的先天性缺陷致使肾阈值过低、妇女妊娠等等情况，也有可能出现糖尿。

5. 什么人群需要到医院检查是否患上糖尿病？

专家解答：有以下情况者，应该及时到医院做检查：体重减轻而找不到原因者；有糖尿病家族史且年龄≥40岁者；有分娩巨大婴儿（体重>4千克）史者；有妊娠并发症者如多次流产、妊娠中毒症、羊水过多、胎死宫内、死产等；有反应性低血糖者；肢体溃疡持久不愈者；肥胖者；年龄超过50岁者；反复不愈的疖肿、痈或疖病患者，不易治好的肺结核患者；视力有变化者；经常患泌尿系统感染、反复发作者；有冠心病、脑血管病、高血压等疾病的患者。

6. 猜测自己有糖尿病需到医院挂什么科室？

专家解答：凡是有上面所说到的情况的，均应到医院的内分泌科就诊，由医生为您进行正确的诊疗。有的医院专门设有糖尿病科或糖尿病诊室，如没有专门设有糖尿病科或诊室的医院，则可到普通内科就诊。

7. 糖尿病患者需要按时到医院去检查哪些项目？

专家解答：糖尿病患者需定期检查以下项目：

（1）空腹、餐后2小时血糖，餐前、餐后、4点、4段、24小时尿糖定性和定量。

（2）每年做1次肺部X光检查，1次或2次眼底检查，2次口腔检查，1次神经系统和心血管的检查。

（3）1~3个月检查1次血压、尿素氮、肌酐。

（4）如发生感染症状，应及时到医院检查。

8. 什么人群适宜做口服葡萄糖耐量试验？

专家解答：适合做口服葡萄糖耐量试验（OGTT）的人群：年龄>45岁，并且空腹血糖≥5.5毫摩尔/升者；尿糖阳性，怀疑有糖尿病伴有空腹或随机血糖升高，但又不符合糖尿病诊断标准者；有糖尿病家族史者；肥胖、血脂紊乱、高血压，高尿酸血症者；反复早产、死胎、巨婴、难产、流产的经产妇等疑有糖尿病者，屡发皮肤疖肿、皮肤感染，泌尿系统感染者等可疑糖尿病者。

9. 餐后 2 小时从什么时间开始计算？

专家解答：很多人认为测量餐后2小时血糖的"餐后2小时"是从吃完饭后才

开始计时的，其实这种想法是不准确的。餐后2小时是从吃第一口饭就开始计时的，糖尿病患者要注意掌握好这个时间，以免测量出来的血糖值不准确。

10. 糖尿病患者的血糖一定要达到正常标准吗？

专家解答：不一定，对于糖尿病患者来说，只要血糖控制到以下标准，便可以认为是良好了。

（1）空腹血糖值为4.4～8毫摩尔/升。

（2）任意时间的血糖值小于等于10毫摩尔/升。

（3）餐后2小时血糖值为4.4～10毫摩尔/升。

11. 怎样使用血糖仪？

专家解答：使用血糖仪时要注意以下几点：

（1）测血糖前应让手臂自然下垂15~20秒，让手指尖血液充沛，同时切记要用温水洗手。

（2）采血时，应将采血器紧压在手指皮肤上，然后快速将采血针弹出。

（3）应选择以手指头两侧的某一点为穿刺部位，避免选择手指正中和指间。

（4）乙醇会感染所得的监测数据，所以一定要等乙醇充分干燥后才进行穿刺。

（5）穿刺完不可挤压穿刺部位，应让血液自然流出，如出血量不够，可使手指下垂，亦可轻轻按压手指的跟部，促使血液流出，但出血量不应过多，以免影响测定结果。

（6）注意保管好仪器，注意防潮，保持清洁，定期验证仪器的准确性。

12. 糖尿病患者出现低血糖应该怎么办？

专家解答：糖尿病患者如果发生低血糖反应，程度较轻的，可将25～50克白糖或者红糖用温水化开，喝下糖水，一般十几分钟后症状就会消失。程度较严重的，甚至已经发生神志不清的，可将葡萄糖粉或者普通的红糖、白糖放在患者口中，让其溶化咽下，如服糖后十几分钟还没清醒，应及时送到就近的卫生机构、医院进行抢救。

13. 哪些口服降糖药物最佳？

专家解答：每种药都有它的长处，也有它的弱点，比如，降糖作用强的，就相对容易引起低血糖，有些降糖药物虽然降糖效果明显，但是会抑制食欲。所以，口服降糖药没有绝对的最好，需要临床医生根据患者的病史、病状等来做出选择，并且根据患者服用后的效果进行调整。

14. 降糖药物什么时间段服用效果最佳?

专家解答: 一般来说,磺脲类降糖药物以餐前半小时服用较为适宜;非磺脲类胰岛素促泌剂(如诺和龙、康力等)主张每日3次,餐前即服,不需提前,但也不宜餐后服。双胍类降糖药,如盐酸二甲双胍缓释片,宜在餐后服或餐中服,可以避免胃肠刺激症状。胰岛素增敏剂每日仅需服药1次,以每日早餐前1分钟服药效果最好。

15. 血糖恢复正常,是否可以停止服药呢?

专家解答: 糖尿病是一种慢性代谢性疾病,需要长期的综合治疗、控制和维持良好的血糖。但是有许多患者在血糖水平降至正常后擅自停用药物,这不仅不利于血糖的控制,还有可能使血糖波动较大,引起急性并发症,所以,即使是血糖达标,一般也应维持原有的治疗,如需减剂量,需在主治医师的指导下进行。

16. 降糖药物效果不良,是否可以替换药物呢?

专家解答: 大多口服降糖药发挥降血糖作用都是需要一定时间的,尤其是双胍类、噻唑烷二酮和α-糖苷酶抑制药物,往往需要几天或几周后才能较

好地发挥作用,所以服用降糖药,常常需要观察一段时间以确定疗效。所以糖尿病患者不能因为觉得药物没有很快起作用而频繁换药,这样不仅难以达到药物的最大降糖效果,而且也不利于糖尿病的治疗。

17. 注射胰岛素会有上瘾的倾向吗?

专家解答: 不少糖尿病患者认为胰岛素注射后会成瘾,拒绝使用胰岛素治疗,从而延误了病情。事实上,糖尿病患者注射胰岛素是进行替代治疗,而非成瘾。通俗一点来说,就是机体缺少了胰岛素,需要从外界补充,才能维持机体正常的运作。而注射胰岛素,在补充胰岛素的同时,也是让机体的胰腺可以得到充分的"休息",以便慢慢地恢复功能。

18. 注射胰岛素会出现发胖的症状吗?

专家解答: 临床研究表明,注射胰岛素有可能会导致发胖,所以糖尿病患者要相应地调整口服药,注意饮食,增加运动以控制体重,特别是本来就已经肥胖的2型糖尿病患者更要注意。

19. 在什么情况下需要注射胰岛素?

专家解答: 除1型糖尿病外,2型糖尿病在有下列情况时也需应用胰岛素:

(1)经足量口服降糖药治疗后,血糖

仍未完全控制者；

（2）有急性并发症者；

（3）有严重的慢性并发症者；

（4）有严重的疾病者；

（5）感染者；

（6）手术和应激者；

（7）妊娠者。

以上这些情况都需要暂时性地使用胰岛素，以达到消除急性并发症的目的，病情控制良好后仍可改用口服药。

20.胰岛素应如何保存？

专家解答： 胰岛素注射液最好放在冰箱内保存，但不宜冷冻，否则可使胰岛素变性，一般5～15℃为宜。正在使用的胰岛素放室温下保存即可，但要避免阳光暴晒和高温，否则也会令胰岛素失去效力。如需旅行或外出多天，可用纱布等包好瓶子，放在手提包或行李包中，以防损坏。另外要注意标注在瓶上、包装盒上的有效期。

21.应怎样选择胰岛素的注射位置？

专家解答： 注射胰岛素的最佳部位为：手臂上部及外部（三角肌处）；大腿前部及外侧；臀部；腰背以上脊柱两侧；腹部（肚脐周围及腰围除外）。如果是自己注射胰岛素，可选择腹部和大腿外侧。因为当人体处于安静状态时，腹部的吸收率比其他部位都快。应注意，当下肢有所运动时，不宜选择大腿部位注射胰岛素，否则容易引致低血糖。

22. 注射胰岛素时产生红肿发痒应该怎么办？

专家解答： 这是机体对于胰岛素的局部变态反应，一般在注射后的2～12小时内发生，可逐渐自行消退。为预防局部变态反应的发生，可经常变换注射胰岛素的部位，并且在注射时，尽量使针头到达皮下组织。如已出现变态反应，可用热毛巾局部热敷，以利于肿胀的消除。

23.胰岛素针头需不需要经常更换？

专家解答： 建议患者使用一次性的针头，以免针头因多次使用而折断，造成折断后针头留在体内，引起不必要的创伤。

24.胰岛素泵有什么益处？

专家解答： 胰岛素泵的输入方式模拟人体胰岛素分泌的节律，更符合生理要求；血糖控制稳定，能把高、低血糖的风险降到最小；胰岛素泵的基础输注量可根据患者自身情况进行调节，如夜间低血糖，就可把夜间胰岛素的输入量设定低一些；胰岛素释放量准确而精细，携带方便，患者可常使用，这样能很好地提高患者的生活质量。

30天降血糖带量食谱推荐

5860~6279千焦30天带量食谱推荐

第1天	早餐：豆浆200毫升，煮鸡蛋1个，咸面包2片（70克），番茄100克
	午餐：米饭200克，素炒大白菜（大白菜150克、植物油5毫升），冬瓜鲫鱼汤（鲫鱼80克、冬瓜100克、植物油5毫升、盐2克）
	晚餐：玉米面115克，丝瓜炒肉片（丝瓜300克、猪瘦肉30克、植物油5毫升）
第2天	早餐：豆浆300毫升，馒头（面粉50克），鹌鹑蛋6个，凉拌海带丝（水浸海带95克、芝麻油2毫升）
	午餐：米饭75克，葱烧鱿鱼（葱30克、鱿鱼300克、植物油5毫升），冬瓜汤（冬瓜150克、植物油3毫升）
	晚餐：龙须面50克，黄瓜鸡片（鸡肉50克、黄瓜250克、植物油5毫升）
第3天	早餐：花卷（面粉75克），豆腐脑200克，鸭蛋1个（约60克）
	午餐：赤豆米饭（大米100克、赤豆25克），香菇油菜（香菇、油菜各100克，植物油3毫升），排骨炖萝卜（排骨50克、胡萝卜40克、植物油3毫升）
	晚餐：发糕（面粉50克、玉米面35克），草鱼炖豆腐（草鱼80克、豆腐150克、大蒜少许、植物油3毫升），素炒南瓜（南瓜150克、植物油3毫升）
第4天	早餐：烧饼（约75克），豆浆250毫升，煮鸡蛋1个
	午餐：米饭200克，枸杞羊肉（枸杞10克、羊肉50克、植物油3毫升）
	晚餐：杂粮饭（粳米、黑米、玉米渣、高粱米各25克），鲜蘑炒鸡（鲜蘑100克、鸡肉50克、植物油5毫升）
第5天	早餐：牛奶150毫升，馒头（75克），凉拌茄子（茄子250克、芝麻油3毫升）
	午餐：蛋炒饭（鸡蛋1个、大米75克），清蒸鲤鱼（鲤鱼90克、芝麻油1毫升），炒结球甘蓝（结球甘蓝150克、植物油2毫升）
	晚餐：馄饨（面粉50克、肉末25克、植物油3毫升），冬瓜豆腐汤（豆腐150克、冬瓜200克、植物油2毫升）
第6天	早餐：鸡蛋挂面（挂面25克、鸡蛋1个），牛奶220毫升，馒头（50克）
	午餐：炒米饭（大米75克、火腿丁20克、柿子椒40克、胡萝卜丁20克、植物油5毫升），炒生菜（生菜300克、植物油4毫升）
	晚餐：花卷（面粉50克），萝卜丁炒肉（胡萝卜200克、猪瘦肉60克、植物油4毫升），素炒冬笋丝（冬笋200克、植物油3毫升）
第7天	早餐：烧饼（约75克），豆浆250毫升，煮鸡蛋1个
	午餐：拌饭（大米75克、芹菜200克、植物油2毫升），枸杞羊肉（枸杞10克、羊肉50克、植物油3毫升）
	晚餐：杂粮饭（粳米、黑米、玉米渣、高粱米各25克），鲜蘑炒鸡（鲜蘑100克、鸡肉50克、植物油5毫升）

第8天	**早餐：** 牛奶150毫升，馒头（75克），凉拌茄子（茄子250克、芝麻油3毫升） **午餐：** 蛋炒饭（鸡蛋1个、大米75克），清蒸鲤鱼（鲤鱼90克、芝麻油1毫升），炒结球甘蓝（结球甘蓝150克、植物油2毫升） **晚餐：** 馄饨（面粉50克、肉末25克、植物油3毫升），冬瓜豆腐汤（豆腐150克、冬瓜200克、植物油2毫升）
第9天	**早餐：** 鸡蛋挂面（挂面25克、鸡蛋1个），牛奶220毫升，馒头（50克） **午餐：** 炒米饭（大米75克、火腿丁20克、柿子椒40克、胡萝卜丁20克、植物油5毫升），炒生菜（生菜300克、植物油4毫升） **晚餐：** 花卷（面粉50克），萝卜丁炒肉（胡萝卜200克、猪瘦肉60克、植物油4毫升），素炒冬笋丝（冬笋200克、植物油3毫升）
第10天	**早餐：** 牛奶250毫升，肉包子（面粉75克、瘦肉50克、茴香100克、芝麻油3毫升） **午餐：** 米饭（大米75克），鱼片豆腐汤（刀鱼80克、南豆腐150克），柿子椒炒丝瓜（柿子椒80克、丝瓜200克） **晚餐：** 葱花卷（大米75克），丝瓜瘦肉汤（丝瓜60克、猪瘦肉50克、植物油4毫升）
第11天	**早餐：** 苏打饼干（60克），豆浆400毫升 **午餐：** 米饭（大米75克），红烧茄子（茄子150克、植物油4毫升），木耳炒瘦肉（干木耳10克、猪瘦肉50克、植物油3毫升） **晚餐：** 包子（鸡蛋30克、面粉50克、茴香30克、植物油3毫升），黑米粥（黑米25克），炒苋菜（苋菜150克、植物油3毫升）
第12天	**早餐：** 二米粥（大米10克、小米15克），馒头（面粉25克），牛奶250毫升，煮鸡蛋1个，番茄100克 **午餐：** 米饭（大米75克），红烧鲢鱼（鲢鱼80克、植物油3毫升），葱爆肉（大葱50克、猪瘦肉25克、植物油2毫升），白菜豆腐汤（白菜100克、豆腐50克） **晚餐：** 牛肉面（牛肉35克、挂面75克），炒蒜薹（蒜薹100克、植物油3毫升），拌豇豆（豇豆100克、芝麻油2毫升）
第13天	**早餐：** 糯米粥（糯米25克），花卷（面粉25克），豆浆400毫升，煮鸡蛋1个 **午餐：** 米饭（大米75克），鲜蘑炒肉（鲜蘑100克、瘦肉25克、植物油4毫升），炒茼蒿（茼蒿150克、植物油3毫升） **晚餐：** 菜豆饭（菜豆25克、大米50克），萝卜鲫鱼汤（白萝卜100克、鲫鱼80克、植物油3毫升），黄瓜炒肉片（黄瓜50克、猪瘦肉25克、植物油4毫升）
第14天	**早餐：** 牛奶煮燕麦片（牛奶250毫升、燕麦片25克），馒头40克，松花蛋1个，凉拌石刀柏（石刀柏150克、芝麻油3毫升） **午餐：** 荞麦饭（大米60克、荞麦米15克），柿子椒肉丝（柿子椒150克、猪瘦肉25克），番茄烧虾（番茄100克、青虾80克、植物油2毫升） **晚餐：** 发糕（面粉50克、玉米面25克），虾米小白菜（虾米40克、小白菜150克、植物油3毫升），辣味茭白（茭白100克、辣椒10克、植物油3毫升）

第15天	**早餐**：花卷75克，牛奶250毫升，凉拌黄瓜（黄瓜250克、植物油3毫升） **午餐**：米饭（大米75克），豆角炒肉末（豆角100克、猪瘦肉末25克、植物油3毫升），萝卜豆腐煲（白萝卜100克、豆腐50克、植物油3毫升） **晚餐**：高粱米饭（大米50克、高粱米25克），马铃薯炖排骨（马铃薯100克、排骨50克、植物油3毫升），石刁柏扒冬瓜（石刁柏、冬瓜各200克，植物油4毫升）
第16天	**早餐**：豆腐脑200克，麻酱咸花卷75克，鹌鹑蛋6个，番茄200克 **午餐**：米饭（大米75克），生炒菜心（菜心100克、植物油4毫升），山药鸡汤（山药30克、鸡肉50克、植物油3毫升） **晚餐**：馒头（面粉75克），豌豆炒香菇（豌豆30克、香菇100克），豆腐炒肉末（豆腐100克、猪肉末50克、植物油4毫升）
第17天	**早餐**：豆腐脑200克，麻酱咸花卷75克，鹌鹑蛋6个，番茄200克 **午餐**：米饭（大米75克），生炒菜心（菜心100克、植物油4毫升），山药鸡汤（山药30克、鸡肉50克、植物油3毫升） **晚餐**：馒头（面粉75克），豌豆炒香菇（豌豆30克、香菇100克），豆腐炒肉末（豆腐100克、猪肉末50克、植物油4毫升）
第18天	**早餐**：花卷（面粉75克），豆浆400毫升，煮鸡蛋1个，芝麻油芹菜（芹菜50克、芝麻油3毫升） **午餐**：米饭200克，南瓜蒸排骨（南瓜100克、排骨50克、植物油3毫升），黄花菜汤（黄花菜50克、植物油2毫升） **晚餐**：馒头（面粉75克），炒三丝（青笋50克、白萝卜50克、熟火腿20克、植物油3毫升），黄豆芽汤（黄豆芽20克、番茄半个）
第19天	**早餐**：牛奶煮燕麦片（牛奶250毫升、燕麦片25克），无糖面包35克，鸡蛋1个，炝汁白菜（白菜100克、芝麻油3毫升） **午餐**：热汤面（生面条105克、番茄100克、肉末25克、芝麻油3毫升），肉片焖茄子（猪瘦肉25克、茄子100克、植物油3毫升） **晚餐**：绿豆饭（粳米60克、绿豆15克），马铃薯烧兔肉（马铃薯100克、兔肉100克、植物油3毫升），胡萝卜炒茭白（胡萝卜、茭白各80克，植物油3毫升）
第20天	**早餐**：馒头（面粉50克），鲜牛奶250毫升，拌萝卜丝（白萝卜40克、芝麻油3毫升） **午餐**：米饭（大米75克），冬瓜鸭肉煲（冬瓜100克、鸭肉50克、植物油3毫升），大白菜烧香菇（大白菜100克、香菇10克、植物油3毫升） **晚餐**：苦荞鸡丝面（苦荞面75克、鸡肉50克、茴香50克、虾仁5克、芝麻油2毫升）
第21天	**早餐**：豆腐脑300克，馒头（面粉50克），番茄150克 **午餐**：赤豆饭（大米80克、赤豆20克），韭菜炒鱿鱼（韭菜150克、鱿鱼50克、植物油3毫升），南瓜炖牛肉（南瓜100克、牛肉50克、植物油3毫升） **晚餐**：玉米发糕（玉米面25克、面粉50克），青鱼番茄汤（青鱼80克、番茄150克、植物油3毫升），清炒芥蓝（芥蓝150克、植物油3毫升）

第22天	**早餐：** 小米粥（小米25克），豆浆250毫升 **午餐：** 米饭（大米75克），黄花菜炒瘦肉（黄花菜200克、瘦肉50克、植物油3毫升），番茄炒鸡蛋（番茄150克、鸡蛋1个） **晚餐：** 二米饭（大米60克、小米15克），清炖鳖（鳖80克、植物油3毫升），胡萝卜炒豆芽（胡萝卜、豆芽各100克，植物油3毫升）
第23天	**早餐：** 苏打饼干50克，鲜牛奶250毫升，鹌鹑蛋6个，素拌绿豆芽（绿豆芽50克、植物油2毫升） **午餐：** 绿豆饭（粳米60克、绿豆15克），苦瓜拌牛肉（苦瓜100克、牛肉25克、植物油3毫升），扁豆炒黄瓜（扁豆50克、黄瓜100克、植物油3毫升） **晚餐：** 烧饼（面粉75克），黄豆排骨汤（黄豆25克、排骨50克、植物油3毫升），素炒冬瓜（冬瓜200克、植物油3毫升）
第24天	**早餐：** 馒头（面粉50克），豆浆400毫升，拌海带丝（海带丝100克、芝麻油3毫升） **午餐：** 燕麦饭（大米50克、燕麦25克），柿子椒炒兔肉（柿子椒150克、兔肉100克、植物油3毫升），莴笋炒肉片（莴笋100克、猪瘦肉25克、植物油3毫升） **晚餐：** 花卷（面粉75克），奶香白菜（牛奶250毫升、白菜100克），洋葱炒胡萝卜（洋葱、胡萝卜各50克，植物油3毫升）
第25天	**早餐：** 牛奶燕麦粥（牛奶250毫升、燕麦25克），番茄100克，鹌鹑蛋6个 **午餐：** 米饭200克，竹笋鲫鱼汤（竹笋100克、鲫鱼160克、植物油3毫升），红烧茄子（茄子150克、植物油3毫升） **晚餐：** 莜麦面条（莜麦挂面75克），萝卜炖豆腐（白萝卜50克、胡萝卜15克、豆腐50克、植物油3毫升），冬笋炒瘦肉（冬笋150克、猪瘦肉50克、植物油3毫升）
第26天	**早餐：** 豆腐脑300克，花卷（面粉50克），凉拌石刁柏（石刁柏125克、芝麻油2毫升） **午餐：** 紫米饭（紫米25克、大米75克），冬笋鸡丁（冬笋100克、鸡肉70克、植物油3毫升），炒西葫芦（西葫芦120克、植物油4毫升） **晚餐：** 馒头（面粉75克），香脆南瓜丝（南瓜150克、芝麻油4毫升），鲜蘑炒肉片（鲜蘑150克、猪瘦肉50克、植物油3毫升）
第27天	**早餐：** 麻酱烧饼（麻酱5克、面粉50克），煮鸡蛋1个，番茄100克 **午餐：** 米饭200克，清蒸平鱼（平鱼90克、植物油3毫升），生炒菜心（菜心90克、植物油3毫升） **晚餐：** 馒头（面粉75克），蒜苗炒虾仁（蒜苗80克、虾仁56克）
第28天	**早餐：** 豆浆200毫升，馒头（面粉50克），茶叶鸡蛋1个，番茄100克，凉拌黄瓜100克 **午餐：** 二米饭（大米75克、小米25克），丝瓜炒肉片（丝瓜100克、猪瘦肉75克），百合炒南瓜（百合20克、南瓜70克、植物油4毫升） **晚餐：** 发糕（面粉75克），清蒸草鱼（草鱼中段80克、植物油4毫升），清炒石刁柏（石刁柏250克、植物油4毫升）

第29天	**早餐：**花卷（面粉75克），豆浆200毫升，水煮鸡蛋1个，拌韭菜（韭菜100克，芝麻油3毫升）
	午餐：米饭（大米75克），豌豆炒肉（豌豆75克、猪瘦肉25克、植物油4毫升）
	晚餐：鸡丝荞麦面（鸡肉80克、荞麦面75克、植物油4毫升），芹香黑木耳（芹菜150克、黑木耳100克、植物油4毫升）
第30天	**早餐：**豆腐脑200克，烤饼（面粉75克），鹌鹑蛋6个
	午餐：米饭130克，马铃薯烧兔肉（马铃薯100克、兔肉100克），芥蓝炒冬瓜（芥蓝、冬瓜各100克，植物油4毫升），菠菜汤（菠菜100克、植物油3毫升）
	晚餐：玉米面窝头70克，肉馄饨（面粉50克、瘦猪肉25克），冬瓜豆腐汤（冬瓜150克、南豆腐150克、植物油4毫升），素炒茼蒿（茼蒿150克、植物油3毫升）

6697~7116千焦30天带量食谱推荐

第1天	**早餐：**馒头（面粉50克），南瓜汤（南瓜50克），凉拌石刁柏（石刁柏150克、芝麻油3毫升）
	午餐：米饭130克，馒头（面粉50克），大白菜包肉（大白菜200克、猪瘦肉50克、植物油5毫升），番茄胡萝卜汤（番茄100克、胡萝卜50克、植物油3毫升）
	晚餐：米饭（大米25克），玉米面窝头（玉米面25克、面粉25克），豆腐鱼片汤（豆腐50克、草鱼80克、植物油4毫升），百合西葫芦（百合25克、西葫芦200克、植物油3毫升）
第2天	**早餐：**豆浆300毫升，馒头（玉米面、面粉各25克），拌黄瓜（黄瓜95克、芝麻油3毫升）
	午餐：米饭130克，窝头（面粉50克），冬瓜烧肉（冬瓜200克、猪瘦肉40克、植物油4毫升），虾仁豌豆（虾仁15克、豌豆50克、植物油3毫升）
	晚餐：米饭75克，鸡蛋玉米面（鸡蛋10克、玉米面25克），排骨扒茄子（排骨50克、茄子100克、植物油3毫升），枸杞子大白菜（枸杞子10克、大白菜100克、植物油3毫升）
第3天	**早餐：**花卷（面粉75克），煮鸡蛋1个，西葫芦虾皮汤（西葫芦50克、虾皮2克），黄瓜番茄（黄瓜100克、番茄70克、植物油2毫升）
	午餐：紫米饭（紫米25克、大米50克），苦瓜拌牛肉（苦瓜200克、牛肉75克、植物油3毫升），鸡丝炒百合（鸡肉75克、百合30克、植物油3毫升）
	晚餐：馄饨（面粉50克、肉末25克），蘑菇焖马铃薯（蘑菇、马铃薯各100克，植物油3毫升），柿子椒炒肉（柿子椒200克、猪瘦肉75克、植物油3毫升）
第4天	**早餐：**无糖面包（面粉50克），豆浆250毫升，凉拌海带丝（海带100克、芝麻油2毫升）
	午餐：二米饭（大米20克、小米30克），窝头（玉米面50克），丝瓜炒鱿鱼（丝瓜200克、鱿鱼80克、植物油3毫升），素炒菠菜（菠菜100克、植物油3毫升）
	晚餐：米饭130克，蒸马铃薯（马铃薯100克、植物油2毫升），白菜豆腐汤（白菜150克、豆腐50克、植物油4毫升），凉瓜炒肉（凉瓜150克、猪瘦肉25克、植物油3毫升）

第5天	早餐：玉米发糕（玉米面50克），鹌鹑蛋6个，洋葱蘑菇汤（洋葱、蘑菇各50克、植物油3毫升），炝绿豆芽（绿豆芽50克、植物油2毫升）
	午餐：绿豆米饭（绿豆25克、大米75克），红烧鸡块（鸡肉60克、胡萝卜40克、植物油5毫升），香椿炒蛋（香椿100克、鸡蛋10克、植物油3毫升）
	晚餐：米饭130克，馒头（面粉25克），排骨蒸菜心（排骨50克、菜心150克、植物油4毫升），素炒茼蒿（茼蒿150克、植物油3毫升）

第6天	早餐：烧饼（面粉50克），鹌鹑蛋3个，豆浆200毫升，番茄150克
	午餐：米饭（大米100克），西洋菜排骨汤（西洋菜150克、排骨50克、植物油4毫升），蒜蓉生菜（生菜200克、植物油5毫升）
	晚餐：米饭130克，馒头（面粉25克），鲫鱼豆腐汤（鲫鱼100克、豆腐200克、植物油5毫升），草菇大白菜（草菇、大白菜各120克，植物油5毫升）

第7天	早餐：玉米发糕（玉米面50克），紫菜萝卜汤（紫菜2克、萝卜50克），拌野山菜（野山菜100克、芝麻油2毫升）
	午餐：米饭（大米75克），马铃薯排骨（马铃薯100克、排骨100克、植物油5毫升），番茄菠菜汤（番茄、菠菜各100克，植物油5毫升），红烧茄子（茄子150克、植物油5毫升）
	晚餐：赤豆粽子（赤豆25克、糯米50克），鹌鹑蛋6个，鸡蓉酿苦瓜（鸡肉50克、苦瓜150克、植物油6毫升），豆苗蒸芋头（豆苗60克、芋头20克、植物油5毫升）

第8天	早餐：玉米面馒头（面粉、玉米面各25克），番茄鸡蛋汤（番茄50克、鸡蛋1个），凉拌白萝卜（萝卜80克、芝麻油2毫升）
	午餐：米饭130克，窝头（玉米面50克），胡萝卜炒肉丝（胡萝卜40克、猪瘦肉50克、植物油6毫升），扁豆炒黄瓜（扁豆50克、黄瓜120克、植物油5毫升）
	晚餐：米饭（大米25克），馒头（面粉50克），黄豆美芹（黄豆25克、芹菜125克、植物油6毫升）

第9天	早餐：牛奶煮燕麦片（燕麦片25克、牛奶250毫升），馒头（面粉25克），拌石刁柏（石刁柏100克、芝麻油3毫升）
	午餐：米饭130克，馒头（面粉50克），鲜蘑炒肉片（鲜蘑150克、猪瘦肉50克、植物油6毫升），西芹炒百合（芹菜150克、百合35克、植物油6毫升）
	晚餐：鸡丝面（鸡肉50克、荞麦50克），馒头（面粉25克），黑木耳烧白菜（水发木耳20克、大白菜200克、植物油10毫升）

第10天	早餐：花卷（面粉50克），煮鸡蛋1个，西葫芦虾皮汤（西葫芦20克、虾皮2克），番茄100克
	午餐：赤豆饭（赤豆15克、大米50克），茄子炒马铃薯（茄子150克、马铃薯200克、植物油8毫升），清蒸刀鱼（刀鱼200克、植物油6毫升），素炒白菜（白菜200克、植物油4毫升）
	晚餐：玉米面发糕（玉米面25克、面粉50克），冬笋鸡丁（冬笋80克、鸡胸肉100克、植物油5毫升），小白菜豆腐汤（小白菜50克、豆腐25克、芝麻油3毫升）

第11天	**早餐**：豆浆200毫升，杂面馒头（面粉、玉米面各25克），炒白菜（白菜95克、植物油4毫升） **午餐**：米饭130克，窝头（玉米面50克），韭黄炒蛋（韭黄100克、鸡蛋1个、植物油5毫升），豆荚炖排骨（豆荚100克、排骨50克、植物油8毫升） **晚餐**：米饭（大米25克），鸡丝挂面（鸡肉50克、挂面50克），素炒菠菜（菠菜100克、植物油6毫升），冬瓜豆腐汤（冬瓜150克、豆腐50克、植物油6毫升）
第12天	**早餐**：紫米馒头（紫米25克、面粉25克），煮鸡蛋1个，番茄豆腐汤（番茄50克、豆腐30克），爽口莴笋（莴笋100克、植物油5毫升） **午餐**：米饭130克，馒头（面粉50克），豆腐鱼片煲（豆腐100克、刀鱼80克、植物油6毫升），胡萝卜炒茭白（胡萝卜40克、茭白100克、植物油8毫升） **晚餐**：馄饨（面粉50克、肉末25克），馒头（面粉25克），柿子椒炒鱿鱼（柿子椒150克、鱿鱼110克、植物油10毫升），蒜泥茼蒿（茼蒿200克、蒜泥5克、芝麻油3毫升）
第13天	**早餐**：豆浆400毫升，杂面馒头（面粉、玉米面各25克），茶叶蛋1个，番茄125克 **午餐**：绿豆米饭（绿豆25克、大米75克），蒜苗炒虾仁（蒜苗70克、虾仁150克、植物油8毫升），素炒冬瓜（冬瓜100克、植物油6毫升） **晚餐**：米饭130克，发糕（面粉25克），黄瓜炒肉片（黄瓜100克、肉片25克、植物油5毫升），香椿拌豆腐（香椿100克、豆腐100克、植物油6毫升）
第14天	**早餐**：苏打饼干50克，番茄鸡蛋汤（番茄50克、鸡蛋10克、芫荽5克），炝拌苦瓜（苦瓜100克、植物油4毫升） **午餐**：紫米饭（紫米25克、大米75克），洋葱排骨汤（洋葱50克、排骨40克），白菜炒肉末（白菜125克、肉末20克） **晚餐**：莜麦面50克，馒头（面粉25克），胡萝卜炒蛋（胡萝卜60克、鸡蛋1个、植物油6毫升），竹笋炒肉丝（竹笋100克、猪瘦肉25克、植物油8毫升）
第15天	**早餐**：豆腐脑300克、玉米面馒头（玉米面、面粉各25克），香菇拌芥菜（香菇、芥菜各50克，芫荽5克，芝麻油4毫升） **午餐**：赤豆饭（赤豆25克、大米50克），清炖鳖（鳖80克、植物油6毫升），炝拌藕（藕90克，绿色、红色柿子椒各20克，芝麻油4毫升） **晚餐**：玉米面窝头（玉米面、面粉各25克），花椰菜炒肉片（花椰菜120克、猪瘦肉50克、植物油8毫升），黄瓜鸡蛋汤（黄瓜50克、鸡蛋10克）
第16天	**早餐**：荞麦馒头（荞麦、玉米面各25克），鹌鹑蛋6个，西葫芦虾皮汤（西葫芦50克、虾皮2克），拌白萝卜（白萝卜130克、芝麻油3毫升） **午餐**：南瓜饭（南瓜70克、大米75克），香菇烧牛肉（香菇100克、牛肉50克、植物油6毫升），素炒茼蒿（茼蒿100克、植物油6毫升） **晚餐**：米饭130克，馒头（面粉25克），肉丝豆腐（猪瘦肉50克、豆腐100克），番茄炒茭白（番茄20克、茭白100克、植物油6毫升）

第17天	**早餐**：咸面包70克，黄花椰菜黄瓜汤（黄花椰菜、黄瓜各50克），煮鸡蛋1个，西芹拌苦瓜（西芹、苦瓜各75克，芝麻油3毫升） **午餐**：菜豆饭（菜豆25克、大米50克），柿子椒炒鳝鱼（柿子椒160克、鳝鱼80克、植物油5毫升），洋葱排骨汤（洋葱75克、排骨50克、植物油4毫升） **晚餐**：清炖牛肉面（牛肉50克、魔芋生面条70克、小白菜25克），金针菇炒肉丝（金针菇200克、猪瘦肉50克、植物油5毫升），番茄焖冬瓜（番茄50克、冬瓜150克、植物油3毫升）
第18天	**早餐**：豆浆250毫升，杂面馒头（玉米面、面粉各25克），煮鸡蛋1个，凉拌胡萝卜丝（胡萝卜40克、芝麻油2毫升） **午餐**：米饭130克，馒头（面粉25克），苦瓜炒牛肉（苦瓜200克、牛肉50克、植物油8毫升），生炒菜心（菜心100克、植物油6毫升） **晚餐**：玉米面窝头（玉米面、面粉各25克），番茄豆腐鲫鱼汤（番茄100克、豆腐50克、鲫鱼80克、植物油3毫升），炒龙须菜（龙须菜150克、植物油6毫升）
第19天	**早餐**：烙饼（面粉50克），煮鸡蛋1个，香菇紫菜汤（香菇50克、紫菜2克），洋葱拌木耳（洋葱25克、木耳50克、芝麻油2毫升） **午餐**：米饭130克，馒头（面粉25克），排骨蒸菜心（排骨50克、菜心100克、植物油6毫升），紫菜萝卜汤（紫菜2克、萝卜70克、芫荽6克、芝麻油2毫升） **晚餐**：鸡丝荞麦面（鸡胸肉50克、荞麦50克），芹菜兔肉（芹菜150克、兔肉80克、植物油4毫升），豆芽韭菜汤（豆芽、韭菜各100克，植物油6毫升）
第20天	**早餐**：花卷（面粉50克），虾皮丝瓜汤（虾皮2克、丝瓜50克），芹菜拌豆干（芹菜100克、豆干25克、芝麻油2毫升） **午餐**：米饭130克，馒头（面粉25克），金针菇鳝鱼丝（金针菇70克、鳝鱼80克、植物油6毫升），鸡肉丝瓜汤（鸡肉50克、丝瓜100克） **晚餐**：米饭（大米50克），麻婆豆腐（豆腐200克、猪瘦肉25克、植物油10毫升），西芹拌草菇（西芹、草菇各100克，芝麻油4毫升）
第21天	**早餐**：豆面馒头（豆面10克、面粉40克），小白菜豆腐虾皮汤（小白菜50克、豆腐30克、虾皮2克），拌莴笋（莴笋100克、芝麻油2毫升） **午餐**：米饭130克，馒头（面粉25克），西蓝花炒鸡丁（西蓝花150克、鸡肉50克），素炒菠菜（菠菜100克、植物油5毫升） **晚餐**：米饭（大米25克），马铃薯小炒肉（马铃薯100克、瘦猪肉25克、植物油5毫升），胡萝卜炒蛋（胡萝卜100克、鸡蛋1个、植物油6毫升）
第22天	**早餐**：豆腐脑300克，咸面包70克，拌双耳（黑木耳、银耳各50克，芝麻油2毫升） **午餐**：米饭130克，紫米面窝头（紫米面50克），柿子椒炒鱿鱼（柿子椒100克、鱿鱼80克、植物油6毫升），香菇烧花椰菜（香菇100克、花椰菜70克、植物油6毫升） **晚餐**：鸡蛋荞麦面（鸡蛋1个、荞麦面50克、小白菜20克），馒头（面粉25克），香芹炒牛肉（香芹100克、牛肉40克），春笋丁（春笋100克、芝麻油3毫升）

第23天	**早餐**：花卷（面粉50克），番茄鸡蛋汤（番茄50克、鸡蛋1个），凉拌金针菇（金针菇100克、芝麻油3毫升） **午餐**：拌黄瓜丝凉面（面条100克、黄瓜100克、芝麻油3毫升），茶树菇炒鸡丝（茶树菇200克、鸡肉50克、植物油6毫升） **晚餐**：米饭（大米50克），玉米发糕（玉米面50克），番茄豆腐鲫鱼汤（番茄120克、豆腐100克、鲫鱼80克、植物油6毫升）
第24天	**早餐**：杂面馒头（面粉、玉米面各25克），煮鸡蛋1个，茭白紫菜汤（茭白30克、紫菜2克），木耳黄瓜（木耳20克、黄瓜80克、芝麻油3毫升） **午餐**：赤豆饭（赤豆25克、大米75克），鲜虾煮莴笋（鲜虾100克、莴笋150克、植物油6毫升），豆芽炒肉（豆芽200克、瘦猪肉25克、植物油6毫升） **晚餐**：清炖牛肉面（牛肉50克、小白菜25克、魔芋生面条50克），馒头（面粉25克），胡萝卜豆腐汤（胡萝卜50克、豆腐25克），西蓝花冬笋（西蓝花100克、冬笋150克、植物油6毫升）
第25天	**早餐**：杂面馒头（面粉40克、豆面10克），豆浆200毫升，芹菜拌花生米（芹菜100克、花生米20克、芝麻油2毫升） **午餐**：米饭（大米100克），芹菜鲫鱼（芹菜100克、鲫鱼80克、植物油6毫升），鸡肉丝瓜汤（鸡肉50克、丝瓜200克） **晚餐**：玉米面发糕（玉米面25克、面粉50克），鲜虾炖西蓝花（虾80克、西蓝花100克、植物油6毫升），素炒结球甘蓝（结球甘蓝150克、植物油6毫升）
第26天	**早餐**：杂面馒头（面粉、紫米面各25克），煮鸡蛋1个，芹菜拌豆干（芹菜50克、豆干15克、芝麻油2毫升），白菜汤（大白菜100克） **午餐**：绿豆饭（绿豆25克、大米75克），鲜贝蒸白萝卜（鲜贝80克、白萝卜100克、植物油6毫升），紫菜番茄汤（紫菜2克、番茄50克、芫荽5克、芝麻油2毫升） **晚餐**：米饭（大米50克），馒头（面粉25克），芥菜炒肉丁（芥菜150克、猪瘦肉50克、植物油5毫升），苦瓜西蓝花牛肉（苦瓜100克、西蓝花100克、牛肉50克、植物油6毫升）
第27天	**早餐**：面包（面粉50克），煮鸡蛋1个，拌海带丝（海带100克、芝麻油3毫升） **午餐**：二米饭（大米75克、小米25克），清蒸鱼块（鲤鱼150克、葱10克、植物油4毫升），干焖香菇（香菇200克、植物油6毫升） **晚餐**：鱼肉水饺（鱼肉50克、面粉75克、韭菜20克、植物油2毫升），小葱拌豆腐（小葱50克、豆腐200克、植物油8毫升），炒蒿子秆（蒿子秆300克、植物油6毫升）
第28天	**早餐**：苏打饼干50克，香菇紫菜汤（香菇50克、紫菜2克），芝麻油芥蓝（芥蓝95克、芝麻油3毫升） **午餐**：米饭（大米50克），窝头（玉米面50克），酱鸭肉（鸭肉60克、植物油2毫升），香菇烧花椰菜（香菇100克、花椰菜200克、植物油6毫升） **晚餐**：馒头（面粉50克），煮鲜玉米（带棒心约200克），韭菜炒鸡蛋（韭菜150克、鸡蛋1个、植物油6毫升），黄瓜炒肉（黄瓜100克、肉末25克、植物油6毫升）

第29天	早餐：杂面馒头（面粉40克、豆面10克），番茄鸡蛋汤（番茄50克、鸡蛋半个），凉拌黄瓜（黄瓜100克、芝麻油3毫升）
	午餐：燕麦饭（燕麦25克、粳米75克），肉末烧大白菜（猪肉末25克、大白菜100克、植物油6毫升），番茄炒茭白（番茄、茭白各100克，植物油6毫升）
	晚餐：馄饨（面粉75克、猪瘦肉50克、植物油3毫升），豆腐烩番茄（豆腐50克、番茄200克、植物油6毫升），香拌冬笋（冬笋100克、芝麻油3毫升）
第30天	早餐：花卷（面粉50克），豆腐脑300克，番茄100克
	午餐：米饭（大米75克），山药蒸鲫鱼（山药30克、鲫鱼80克、植物油5毫升），炒蒜薹（蒜薹200克、植物油8毫升）
	晚餐：鸡丝荞麦面（鸡肉80克、荞麦面75克、植物油6毫升），蒸茄子（茄子200克、植物油5毫升）

7531~7950千焦30天带量食谱推荐

第1天	早餐：牛奶煮燕麦片（牛奶250毫升、燕麦片25克），烧饼70克，鸡蛋1个
	上午加餐：杏100克
	午餐：高粱米饭（高粱米25克、大米75克），笋尖烧牛肉（冬笋200克、牛肉50克、植物油6毫升），炝炒结球甘蓝（结球甘蓝100克、植物油6毫升）
	晚餐：南瓜饭（南瓜100克、猪瘦肉50克、大米75克），胡萝卜豆腐汤（胡萝卜70克、豆腐200克、植物油8毫升）
第2天	早餐：素菜包（面粉75克、鸡蛋1个、茴香150克、植物油3毫升），豆浆200毫升
	上午加餐：酸奶（无糖125克）
	午餐：赤豆米饭（赤豆25克、大米75克），黄花菜炖鱼块（黄花椰菜100克、草鱼100克、植物油6毫升），蒜蓉菜心（菜心200克、蒜蓉20克、植物油6毫升）
	晚餐：馒头（面粉100克），豆荚炒肉（豆荚200克、猪瘦肉50克、植物油6毫升），冬瓜汤（冬瓜100克、芝麻油3毫升）
第3天	早餐：花卷（面粉75克），豆腐脑200克，鸭蛋1个（约60克）
	午餐：赤豆米饭（大米100克、赤豆25克），香菇油菜（香菇、油菜各100克，植物油3毫升），排骨炖萝卜（排骨50克、胡萝卜40克、植物油3毫升）
	下午加餐：苹果100克
	晚餐：发糕（面粉50克、玉米面35克），草鱼炖豆腐（草鱼80克、豆腐150克、大蒜少许、植物油3毫升），素炒南瓜（南瓜150克、植物油3毫升）
第4天	早餐：面包100克，豆腐脑200克，煮鸡蛋1个，清拌苦瓜丝（苦瓜95克、芝麻油3毫升）
	午餐：荞麦饭（荞麦25克、大米75克），红烧鲤鱼（鲤鱼100克、植物油4毫升），蒜泥豆荚（豆荚150克、植物油5毫升）
	下午加餐：梨200克
	晚餐：玉米面发糕（玉米面25克、面粉75克），鸡腿菇烧排骨（鸡腿菇150克、排骨75克、植物油4毫升），素熘花椰菜（花椰菜100克、芝麻油3毫升）

第5天	**早餐**：鸡蛋挂面（鸡蛋1个、挂面75克、生菜100克、芝麻油4毫升） **午餐**：紫米饭（紫米25克、大米75克），雪里蕻蒸黄鱼（雪里蕻150克、黄鱼100克），大白菜炒肉末（大白菜150克、瘦肉25克、植物油5毫升） **晚餐**：馒头（面粉75克），肉丝豆腐（猪瘦肉25克、豆腐100克、植物油4毫升），黄豆芽拌香菇（黄豆芽100克、鲜香菇100克、花生米10克、红椒10克、芝麻油4毫升） **睡前加餐**：香蕉150克
第6天	**早餐**：牛奶250毫升、番茄鸡蛋汤（番茄50克、鸡蛋30克），馒头（面粉50克），凉拌胡萝卜丝（胡萝卜丝100克、芝麻油2毫升） **午餐**：米饭（大米50克），馒头（面粉50克），芹菜炒鳝鱼（芹菜100克、鳝鱼100克、植物油5毫升）、素炒龙须菜（龙须菜200克、植物油5毫升） **晚餐**：清炖牛肉面（牛肉50克、生面条105克、小白菜50克），菜心豆腐（菜心150克、豆腐50克、植物油5毫升），素炒冬笋（冬笋100克、植物油4毫升）
第7天	**早餐**：牛奶250毫升、番茄鸡蛋汤（番茄50克、鸡蛋30克），馒头（面粉50克），凉拌胡萝卜丝（胡萝卜丝100克、芝麻油2毫升） **午餐**：米饭（大米50克），馒头（面粉50克），芹菜炒鳝鱼（芹菜100克、鳝鱼100克、植物油5毫升）、素炒龙须菜（龙须菜200克、植物油5毫升） **晚餐**：清炖牛肉面（牛肉50克、生面条105克、小白菜50克），菜心豆腐（菜心150克、豆腐50克、植物油5毫升），素炒冬笋（冬笋100克、植物油4毫升）
第8天	**早餐**：花卷（面粉75克），豆浆200毫升，鹌鹑蛋6个，番茄150克 **午餐**：绿豆米饭（绿豆25克、大米75克），柿子椒炒鱿鱼（柿子椒100克、水浸鱿鱼50克、植物油4毫升），柿子椒拌金针菇（柿子椒25克、金针菇200克、芝麻油4毫升） **晚餐**：馄饨（面粉50克、猪瘦肉25克），杂面馒头（玉米面、面粉各25克），炝拌藕片（藕片70克、芝麻油3毫升）
第9天	**早餐**：面包100克，牛奶250毫升，水煮鸡蛋1个，番茄150克 **午餐**：米饭（大米50克），花卷（面粉50克），葱烧鳗鱼（小葱50克、鳗鱼80克、芝麻油4毫升），豆腐皮拌黄瓜（豆腐皮50克、黄瓜150克、芝麻油3毫升） **晚餐**：玉米面粥（玉米面25克），馒头（面粉75克），鲜菇炒鸡丁（鲜菇200克、鸡胸肉50克、植物油4毫升），素炒茼蒿（茼蒿150克、植物油5毫升）
第10天	**早餐**：烧饼（面粉75克），豆浆400毫升，咸鸭蛋1个，凉拌石刁柏（石刁柏100克、芝麻油3毫升） **午餐**：二米饭（小米25克、大米75克），鳖山药煲（鳖120克、山药30克、植物油4毫升），素炒白菜（白菜100克、植物油4毫升） **下午加餐**：猕猴桃（带皮）200克 **晚餐**：燕麦片粥（燕麦片25克、小米25克），蒸茄子（茄子200克、植物油3毫升），素炒菠菜（菠菜150克、植物油4毫升）

第11天	**早餐：**面包100克，牛奶250毫升，煮鸡蛋1个，爽口莴笋（莴笋100克、芝麻油4毫升） **午餐：**米饭130克，窝头（玉米面50克），小葱拌豆腐（小葱50克、豆腐90克、芝麻油4毫升），红烧鲤鱼（鲤鱼120克、植物油5毫升），豆芽韭菜汤（豆芽95克、韭菜75克） **晚餐：**杂豆粥（大米50克、赤豆25克、干豌豆25克），口蘑拌花生（口蘑50克、花生25克），蒜泥茼蒿（茼蒿200克、蒜泥5克、芝麻油3毫升）
第12天	**早餐：**面包100克，牛奶250毫升，煮鸡蛋1个，爽口莴笋（莴笋100克、芝麻油4毫升） **午餐：**米饭130克，窝头（玉米面50克），小葱拌豆腐（小葱50克、豆腐90克、芝麻油4毫升），红烧鲤鱼（鲤鱼120克、植物油5毫升），豆芽韭菜汤（豆芽150克、韭菜90克） **晚餐：**杂豆粥（大米50克、赤豆25克、干豌豆25克），口蘑拌花生（口蘑50克、花生25克），蒜泥茼蒿（茼蒿200克、蒜泥5克、芝麻油3毫升）
第13天	**早餐：**玉米山药粥（玉米碴100克、山药30克），鹌鹑蛋3个，凉拌豆腐皮（豆腐皮50克、芝麻油2毫升） **午餐：**米饭（大米100克），红烧排骨（排骨50克、植物油5毫升），芝麻油芥菜（芥菜250克、花生米25克、芝麻油3毫升） **下午加餐：**苹果200克 **晚餐：**清炖牛肉面（牛肉50克、挂面100克、小白菜50克），韭菜炒鸡蛋（韭菜95克、鸡蛋30克、植物油6毫升），烧莴笋（莴笋250克、胡萝卜25克、植物油5毫升）
第14天	**早餐：**玉米山药粥（玉米碴100克、山药30克），鹌鹑蛋3个，凉拌豆腐皮（豆腐皮50克、芝麻油2毫升） **午餐：**米饭（大米100克），红烧排骨（排骨50克、植物油5毫升），芝麻油芥菜（芥菜250克、花生米25克、芝麻油3毫升） **下午加餐：**苹果200克 **晚餐：**清炖牛肉面（牛肉50克、挂面100克、小白菜50克），韭菜炒鸡蛋（韭菜95克、鸡蛋30克、植物油6毫升），烧莴笋（莴笋250克、胡萝卜25克、植物油5毫升）
第15天	**早餐：**馒头（玉米面25克、面粉50克），牛奶250毫升，拌黄瓜（黄瓜200克、芝麻油4毫升） **午餐：**米饭（大米100克），蒜苗炒虾仁（蒜苗50克、虾仁50克、植物油4毫升），鲜蘑炒肉（鲜蘑150克、瘦肉25克、植物油4毫升） **下午加餐：**葡萄200克 **晚餐：**玉米面馒头（玉米面25克、面粉75克），香椿拌豆腐（香椿150克、豆腐100克、植物油4毫升），炒菠菜（菠菜200克、植物油5毫升）
第16天	**早餐：**麻酱卷（麻酱5克、面粉75克），豆浆200毫升，番茄鸡蛋汤（番茄150克、鸡蛋1个），凉拌黄瓜（黄瓜150克、芝麻油3毫升） **午餐：**二米饭（小米25克、大米75克），胡萝卜鲫鱼汤（胡萝卜100克、鲫鱼80克），炒芥菜（芥菜100克、植物油4毫升） **晚餐：**馒头（面粉100克），洋葱排骨汤（洋葱50克、排骨75克），芝麻油莴笋（莴笋200克、芝麻油4毫升）

第17天	**早餐：** 牛奶煮燕麦片（牛奶250毫升、燕麦片25克），馒头（面粉50克），凉拌海带丝（水浸海带150克、芝麻油3毫升） **午餐：** 荞麦米饭（荞麦25克、大米75克），番茄鸡（番茄150克、鸡肉50克），冬菇蚝油菜心（冬菇100克、菜心100克） **晚餐：** 花卷（面粉100克），竹笋炒肉丝（竹笋150克、猪瘦肉25克、植物油4毫升），苦瓜炒豆腐干（苦瓜150克、豆腐干40克、植物油4毫升）
第18天	**早餐：** 素菜包（面粉75克、茴香100克、鸡蛋1个、植物油3毫升），豆浆400毫升 **午餐：** 赤豆米饭（赤豆25克、大米75克），鸡肉炒韭菜（鸡肉60克、韭菜200克、植物油4毫升），黄豆芽拌香菇（黄豆芽、香菇各100克，芝麻油3毫升） **晚餐：** 馒头（面粉100克），黄鱼豆腐煲（黄鱼80克、豆腐150克），雪里蕻春笋（雪里蕻100克、春笋150克、植物油4毫升）
第19天	**早餐：** 烤饼（面粉75克），牛奶250毫升，煮鸡蛋1个，洋葱拌胡萝卜（洋葱50克、胡萝卜60克、芝麻油4毫升） **午餐：** 燕麦饭（燕麦25克、大米75克），蒜苗炒火腿（蒜苗75克、熟火腿20克、植物油3毫升），炝炒油菜（油菜150克、植物油4毫升） **晚餐：** 馒头（玉米面25克、面粉75克），美芹黄豆（芹菜250克、黄豆25克、植物油4毫升）
第20天	**早餐：** 豆沙饼（赤豆沙15克、面粉60克），牛奶250毫升，茶叶蛋1个，番茄1个 **午餐：** 菜豆饭（菜豆25克、大米75克），笋干鱿鱼丝（笋干150克、鱿鱼80克、植物油4毫升），炒大白菜（大白菜100克、植物油4毫升） **晚餐：** 玉米山药粥（玉米碴75克、山药30克），茭白肉片（茭白200克、猪瘦肉50克）
第21天	**早餐：** 苏打饼干75克、牛奶250毫升、鹌鹑蛋6个 **午餐：** 莲子饭（干莲子25克、大米75克），韭菜炒虾皮（韭菜200克、虾皮3克、植物油4毫升） **晚餐：** 玉米面发糕（玉米面25克、面粉75克），鲜菇丝瓜蛋花汤（鲜菇100克、丝瓜100克、鸡蛋1个），苦瓜炒肉片（苦瓜200克、猪瘦肉50克、植物油4毫升），番茄焖冬瓜（番茄100克、冬瓜200克）
第22天	**早餐：** 花卷（面粉50克），豆浆250毫升，拌豆干（洋葱50克、豆腐干25克、芝麻油5毫升） **午餐：** 米饭200克，豆荚肉末（豆荚125克、猪瘦肉50克、植物油5毫升），卤鸡翅50克 **晚餐：** 杂粮粥（大米50克、黑米25克、燕麦片25克），胡萝卜鱿鱼煲（胡萝卜100克、鱿鱼160克、植物油3毫升），炝拌苦瓜（苦瓜150克、植物油4毫升）
第23天	**早餐：** 花卷（面粉50克），牛奶250毫升，茶叶蛋1个，番茄50克 **午餐：** 蛋炒饭（鸡蛋25克、大米125克），冬瓜鸭肉煲（冬瓜150克、鸭肉50克），炒芥蓝（芥蓝150克、植物油5毫升） **晚餐：** 馒头（面粉100克），腐竹烧肉（腐竹10克、猪瘦肉50克、植物油5毫升），西芹拌草菇（西芹100克、草菇150克、植物油4毫升）

第 24 天	**早餐**：葱花卷（面粉50克），豆浆250毫升，煮鸡蛋1个 **午餐**：绿豆饭（绿豆25克、大米75克），肉丝豆腐（豆腐100克、猪瘦肉25克），蚝油生菜（生菜250克） **晚餐**：馒头（面粉75克），草菇焖马铃薯（草菇200克、马铃薯100克），胡萝卜鸡蛋汤（胡萝卜100克、鸡蛋30克）
第 25 天	**早餐**：葱花卷（面粉50克），豆浆250毫升，煮鸡蛋1个 **午餐**：绿豆饭（绿豆25克、大米75克），肉丝豆腐（豆腐100克、猪瘦肉25克），蚝油生菜（生菜250克） **晚餐**：馒头（面粉75克），草菇焖马铃薯（草菇200克、马铃薯100克），胡萝卜鸡蛋汤（胡萝卜100克、鸡蛋30克）
第 26 天	**早餐**：咸面包（面粉75克），无糖酸奶125毫升，煮鸡蛋1个 **午餐**：荞麦米饭（荞麦25克、大米75克），竹笋炒鳝段（竹笋100克、鳝鱼80克、植物油4毫升），素炒菜薹（菜薹150克、植物油4毫升） **晚餐**：花卷（面粉100克），花生拌豇豆（花生米15克、豇豆150克、芝麻油3毫升），冬瓜豆腐汤（冬瓜150克、豆腐100克）
第 27 天	**早餐**：杂面馒头（面粉、紫米面各25克），牛奶250毫升，鹌鹑蛋6个 **午餐**：紫米饭（紫米25克、大米75克），柿子椒炒鱿鱼（柿子椒150克、鱿鱼80克、植物油5毫升），香菇紫菜汤（香菇50克、紫菜2克、芝麻油4毫升） **晚餐**：馄饨（面粉100克、猪瘦肉50克、植物油3毫升），腐竹木耳瘦肉汤（腐竹20克、木耳10克、瘦肉50克），素炒茼蒿（茼蒿150克、植物油4毫升）
第 28 天	**早餐**：苏打饼干50克，牛奶250毫升，煮鸡蛋1个，番茄50克 **午餐**：米饭（大米100克），青蒜烧豆腐（青蒜100克、豆腐50克、芝麻油4毫升），炒龙须菜（龙须菜200克、植物油5毫升） **晚餐**：鸡丝荞麦面（鸡肉50克、荞麦面100克、植物油6毫升），柿子椒炒莴笋（柿子椒、莴笋各75克，植物油5毫升），炒西葫芦（西葫芦100克、植物油5毫升）
第 29 天	**早餐**：咸面包105克，豆腐脑200克，煮鸡蛋1个，香菇拌芥菜（香菇50克、芥菜100克、芝麻油4毫升） **午餐**：米饭（大米100克），红烧鲤鱼（鲤鱼100克、植物油4毫升），蒜蓉生菜（生菜300克、植物油4毫升） **晚餐**：窝头（面粉75克、玉米面25克），山药蒸鲫鱼（山药30克、鲫鱼120克），鱼香茄子（茄子200克、植物油4毫升）
第 30 天	**早餐**：馒头（面粉75克），牛奶250毫升，卤鸡蛋1个 **午餐**：赤豆饭（赤豆25克、大米75克），芥菜鲜肉汤（芥菜150克、猪瘦肉50克），炒蒿子秆（蒿子秆150克、植物油5毫升） **晚餐**：花卷（面粉75克），肉末豆腐羹（内酯豆腐200克、瘦肉50克、芝麻油3毫升），素拌西蓝花（西蓝花200克、芝麻油4毫升）